Sitzungsberichte
der Akademie der Wissenschaften
der DDR
Mathematik – Naturwissenschaften – Technik

16 N

1976

H. Stobbe / K. Hecht

# Hämatologische Schäden Chronobiologie

AKADEMIE-VERLAG · BERLIN

Sitzungsberichte
der Akademie der Wissenschaften
der DDR
Mathematik — Naturwissenschaften — Technik

Jahrgang 1976 · Nr. 16/N

Horst Stobbe

# Hämatologische Schäden durch chemische Umweltnoxen

Karl Hecht

# Zu Problemen der Chronobiologie und der Chronomedizin

AKADEMIE-VERLAG · BERLIN
1976

Vorträge von Prof. Dr. sc. med. Horst Stobbe,
I. Medizinische Klinik (Charité) der Humboldt-Universität, Berlin und
Prof. Dr. sc. med. Karl Hecht, Zentralinstitut für Herz- und Kreislauf-Regulationsforschung der Akademie der Wissenschaften der DDR
gehalten vor der Klasse Umweltschutz und Umweltgestaltung am 18. März 1976 und 10. April 1975

Herausgegeben im Auftrage
des Präsidenten der Akademie
der Wissenschaften der DDR
von Vizepräsident Prof. Dr. Heinrich Scheel

Erschienen im Akademie-Verlag, 108 Berlin, Leipziger Straße 3—4

Lizenznummer: 202 · 100/191/76
Gesamtherstellung: VEB Druckhaus Köthen
Bestellnummer: 753 269 6 (2010/76/16/N) · LSV 2025
Printed in GDR
DDR 6.–

Horst Stobbe

# Hämatologische Schäden durch chemische Umweltnoxen

Bei der Erkennung, Beurteilung und Behandlung von Schäden durch chemische Umweltnoxen sowie deren Prävention kommt der klinischen Hämatologie eine besondere Bedeutung zu. Tatsächlich sind derartige Schäden der Hämatopoese relativ häufig, bereits zu einem überraschend frühen Zeitpunkt erkennbar und mit einfachen laboratoriumsdiagnostischen Verfahren und Funktionsprüfungen für Blut und Knochenmark bei nicht zu großem personellen und materiellen Aufwand (deshalb auch wiederholt) nachweisbar.

Nicht nur bei bekanntermaßen weitgehend isoliert hämatotoxisch wirkenden Substanzen, sondern besonders auch zur frühen Erfassung von Schäden, bei denen Veränderungen der Hämatopoese gegenüber weit schwerwiegenderen Schäden anderer Organe zurückstehen, nehmen hämatologische Parameter eine Schlüsselposition in einer umfassenden Diagnostik ein.

Ein wesentlicher Grund für die große Empfindlichkeit der verschiedenen Zellsysteme der Hämatopoese gegenüber chemischen Noxen liegt in den außerordentlich vielfältigen Stoffwechselprozessen der Zellen von Blut und Knochenmark. Diese sind sowohl durch eine hochspezialisierte Aufgabenstellung im Organismus als auch durch die intensive Proliferation besonders ihrer frühen Reifestufen ausgezeichnet. Die hohe RNS- und DNS-Syntheserate in zahlreichen Zellen ist hierbei besonders hervorzuheben.

In Anbetracht der Vielfalt der ursächlichen Faktoren der verschiedenen hämatologischen Schäden muß auf eine auch nur annähernd vollständige Übersicht verzichtet werden. Im folgenden kommen nur einige wenige Aspekte des Gesamtkomplexes zur Sprache, wobei Probleme, die von unserer Arbeitsgruppe in den letzten Jahren eingehender untersucht wurden, bevorzugt werden.

Bei der Thematik bietet sich eine *Unterteilung in Schäden der Hämatopoese* an, die verursacht werden

– *durch Arzneimittel* („medikamentöse Umwelt") und
– durch *professionelle Noxen* („Schadstoffe im Arbeitsmilieu").

Die *Arzneimittelschäden* nehmen durch den auch in der DDR steigenden Medikamentenverbrauch sowie die bei neueingeführten Präparateentwicklungen der jüngsten Zeit durchaus nicht etwa selteneren Nebenwirkungen eine bedeutende Stellung ein, weil es sich hierbei um einen iatrogenen Effekt handelt, dessen mögliches Ausmaß bei der Verordnung des Mittels nicht immer richtig eingeschätzt wird.

Die Reihe von Medikamenten mit hämatologischen Nebenreaktionen bzw. unerwünschten Wirkungen ist unerwartet groß (Libansky; Bithell u. Wintrobe; Kähler; Keiser u. Walder; Girdwood). Die Klärung von dabei auftretenden Zusammenhangsfragen kann allein durch die anfallende Menge der zu verarbeitenden Informationen jedoch recht schwierig sein. So sind für die *ätiologische Zuordnung des Einzelfalls* zahlreiche verbale und numerische Daten der Vorkrankheiten, der Medikamentenanamnese und des Verlaufs hämatologischer Veränderungen (Vorbeobachtungen, Depressions-, Remissions- und Nachbeobachtungsphase) zu sammeln und zu bewerten. Auch sind allgemeine Vorkenntnisse über die Häufigkeit und Epidemiologie arzneimittelbedingter Knochenmarkschäden zu berücksichtigen (Hausmann et al.).

Erst die systematische Verknüpfung dieser Komplexe zu langen, vielgliedrigen Kausalketten wird letztlich eine Rangskala der *ätiologischen Zusammenhänge* aufzustellen erlauben. Eine derartige Einstufung (Hausmann et al.), wie sie von der Begutachtung her bekannt ist, sollte von

- „gesichert" (keine andere Ursache anzunehmen),
- „sehr wahrscheinlich" (Hinweis),
- „wahrscheinlich" (Hinweis),
- „nicht ausschließlich" (auch andere Ursachen zu diskutieren),
- „weniger wahrscheinlich",
- „unwahrscheinlich" bis
- „auszuschließen" reichen.

Jede Vereinfachung dieser Skala (z. B. Reduzierung auf die Stufen „beweisbar" und „nicht beweisbar") beeinträchtigt die Auswertung von Verdachtsfällen myelotoxischer bzw. chemisch-allergisch wirkender Medikamente. Diese ist durch die relative Seltenheit ausgesprochen schwerer hämatologischer Nebenwirkungen, mangelnder Kenntnisse über derartige Zusammenhänge beim Arzt sowie durch gleichzeitige Verabfolgung mehrerer Medikamente sowieso erschwert. Auch in Ländern, in denen Arzneimittelnebenwirkungen bzw. medikamentenbedingte Komplikationen meldepflichtig sind, bleibt die Dunkelziffer derartiger Vorkommnisse aus verschiedenen Gründen groß. In Schweden, wo durch freiwillige Meldungen ein Überblick über die Häufigkeit von Medikamentenschäden bzw. -nebenwirkungen zu erhalten versucht wurde, ergab die Nachprüfung, daß etwa zwei Drittel unerfaßt geblieben waren (Böttiger).

In der DDR besteht auf Grund des Arzneimittelgesetzes von 1969 Meldepflicht, jedoch war dies bei Prüfungen zum Facharzt für innere Medizin nur jedem 5. Arzt bekannt.

Um dem Arzt die Befragung seiner Patienten hinsichtlich arzneimittelbedingter oder beruflicher Noxen zu erleichtern, wurde von uns eine umfassende „*Schadstoffanamnese* für Patienten mit Blutkrankheiten und malignen Lymphomen“ ausgearbeitet. Diese wurde sowohl vom Institut für chemische Toxikologie der AdW d. DDR in Leipzig (Direktor: Prof. Dr. Kh. Lohs) als auch vom Institut für Arzneimittelwesen der DDR in Berlin-Weißensee (Direktor: Prof. Dr. I. Richter) durchgesehen und ergänzt.

Dadurch ist eine systematische und gezielte, weniger zeitaufwendige Eruierung in Frage kommender Schadstoffe auch durch weniger mit der Materie vertraute Interviewer möglich. (Eine Drucklegung dieser in Tabellen auf 5 Schreibmaschinenseiten untergebrachten Schadstoffanamnese sollte ermöglicht werden, um diese den hämatologischen Abteilungen in den verschiedenen Bezirken zur Nutzung bei ambulanten und stationären Patienten zur Verfügung stellen zu können.)

Das breite Spektrum der pathogenetisch uneinheitlichen Blut- und Knochenmarkschäden kann zur Erleichterung der ätiologischen Zuordnung in die beiden Hauptgruppen

- *Frühschäden* und
- *Spätschäden*

gegliedert werden.

Frühschäden sind im allgemeinen dadurch gekennzeichnet, daß sie innerhalb von Tagen oder Wochen reversibel sind. Dabei wirkt sich die Noxe nur deshalb passager aus, weil bereits differenzierte Zellen der Hämatopoese betroffen werden. Die ätiologische Zuordnung derartiger Frühschäden bereitet dem Kliniker

- wegen der kurzen Anamnese,
- der offensichtlichen Aufklärung der Zusammenhänge nach kurzfristigem Absetzen des Medikaments und
- der für bestimmte Noxen vielfach fast kennzeichnenden zytomorphologischen Kriterien

durchaus nicht die Schwierigkeiten, wie sie für Spätschäden meistens gegeben sind.

Grundsätzlich ist zu unterscheiden zwischen Knochenmarkschäden

- durch eine ausgesprochene *toxische Wirkung bestimmter Noxen, (die dosisabhängig wirken)* und den
- selteneren *chemisch-allergischen (nicht dosisabhängigen) Medikamentenschäden.*

So ist bei den verschiedenen *Zytostatika*, die in Abhängigkeit *von der verabfolgten Dosis* wirken, der Effekt auf die in Differenzierung befindlichen Zellen der Hämatopoese erwünscht. Höhere Dosierungen können jedoch lebensbedrohliche Knochenmarkinsuffizienz mit Panzytopenie herbeiführen, wobei heute gesichert ist, daß Zytostatika sowohl als Monotherapie als auch in Form einer Kombinationsbehandlung (Polychemotherapie) die Hämatopoese außerdem über die Schädigung der sich differenzierenden Zellen der Blutbildung hinaus beeinflussen (Stacher). In diesem Zusammenhang ist vor allem auf die heute allgemein anerkannte teratogene und onkogene Wirkung dieser Medikamentengruppen hinzuweisen.

Auch die durch Thyreostatika und Phenothiazine bedingten Agranulozytosen sind dosisabhängig und rasch rückbildungsfähig. Ein weiteres Beispiel einer dosisabhängigen Schädigung bietet die antimikrobielle Behandlung mit Pyrimethamin, einem Folsäureantagonisten, der kombiniert mit Sulfonamiden, insbesondere mit Sulfamethoxazol verabfolgt wird. Sulfonamide bewirken beim Menschen keine megaloblastischen Anämien, weil der Säurereorganismus Folsäure nicht selbst synthetisiert, sondern sie als Vitamin erhält. Gewisse Bakterien benötigen jedoch Para-aminobenzoesäure um Folsäure zu bilden, wobei dann Sulfonamide dies kompetitiv verhindern.

Der durch die langfristige Kombinationsbehandlung gewünschte therapeutische Effekt liegt beispielsweise bei der Toxoplasmosetherapie in der Nähe der Toxizitätsgrenze. Wird diese überschritten, so kommt es zur Ausbildung einer mehr oder weniger ausgeprägten *megaloblastären Anämie* mit entsprechenden Knochenmark- und Blutzellveränderungen. Nach Absetzen des Medikaments sind diese Veränderungen in Kürze reparabel, und die Blutwerte normalisieren sich. Eine Behandlung mit derartigen Medikamenten erfordert deshalb regelmäßige Kontrolluntersuchungen des Blutbildes. Eine Vernachlässigung kann ein aplastisches Knochenmarksyndrom mit lebensbedrohlicher Panzytopenie zur Folge haben.

Zu den Medikamenten, die Knochenmarkschäden in Form der megaloblastären Anämie bis zum aplastischen Syndrom bewirken, gehören auch die Antikonvulsiva vom Typ des Diphenylhydantoins, von denen auch die Provokation multitoper und generalisierter Lymphome bekannt ist.

Die *nicht dosisabhängigen medikamentös-allergischen* (bzw. *chemisch-allergischen) Schäden* der hämatopoetischen Zellsysteme betreffen in erster Linie Granulo- und Thrombozyten und erst zuletzt das rote Zellsystem. Deshalb kommen medikamentös bedingte Agranulozytosen und Thrombozytopenien häufiger zur Beobachtung als hämolytische und aplastische Anämien.

Agranulozytosen nach Einnahme von Pyrazolon-Derivaten vom Typ der Aminophenazone, des Methimazols und der Butazone hatten vor Einführung der

Glukokortikoide und der Antibiotika eine hohe Letalität. Über die Häufigkeit derartiger Nebenwirkungen ist heute kaum noch eine Aussage möglich, da die als Folge der Granulozytopenie oder Agranulozytose resultierende Infektabwehrschwäche mit Antibiotika rasch und effektiv zu behandeln ist, so daß diese Patienten nicht auf hämatologischen Abteilungen aufgenommen werden.

Bei der Langzeitbehandlung der Patienten mit Rheumatoidarthritis werden auf Phenylbutazon bzw. Oxyphenylbutazon zurückzuführende Nebenwirkungen bei 7,5 bis 10% der Kranken beobachtet. Die Behandlung in Dosen bis zu täglich 200 mg wird jedoch für ungefährlich angesehen (Sperling).

*Hämolytische Anämien* durch chemische Noxen sind relativ selten. Eine direkte Wirkung des Schadstoffs auf den Erythrozyten, insbesondere auf dessen Membran oder dessen Stoffwechsel, ist überwiegend eine Frage der Quantität der zugeführten Substanz. Eine normalerweise verträgliche und in normaler Dosierung verabfolgte Substanz kann aber auch dann bei bestimmten Individuen hämolytisch wirken, wenn die Zelle selbst in irgendeiner Weise vorgeschädigt ist und daher bei Einwirkung bestimmter Stoffe zugrunde geht. So resultiert beispielsweise bei einem Mangel an Glukose-6-Phosphat-Dehydrogenase in den Erythrozyten von Merkmalsträgern eine besondere „Empfindlichkeit", so daß es nach Aufnahme bestimmter Substanzen zu einer enzymopenischen hämolytischen Anämie kommt.

Bei den arzneimittelbedingten hämolytischen Syndromen ist der Verlauf meistens akut, es kann jedoch auch ein verschieden großer Zeitraum zwischen der Einnahme des Medikaments und dem Beginn der Anämie verstreichen. Als ein auf derartige Anämien hinweisendes zytomorphologisches Kriterium ist das Auftreten sog. Heinz-Körper („Blaukörner", „Innenkörper", „Einschlußkörper") anzusehen, bei denen es sich um Koazervate oxydierter Hämoglobine in den Erythrozyten handelt.

Eine weitere Möglichkeit einer Schädigung der Zellen der Erythrozytopoese durch endogene Noxen betrifft die Bildung antierythrozytärer Antikörper, wobei die Verbindung bestimmter Substanzen mit den Erythrozyten als Hapten oder Pro-Antigen wirkt (Steffen; Schubothe).

*Aplastische Anämien*, überwiegend im Sinne eines aplastischen Knochenmarksyndroms bzw. einer Knochenmarkinsuffizienz, werden durch eine Vielzahl von Medikamenten hervorgerufen, wobei diese überwiegend, jedoch nicht ausschließlich, dosisabhängig wirken (siehe Tab. 1).

*Chloramphenicol* ist eines der bekanntesten Medikamente, die ein derartiges aplastisches Syndrom provozieren können. Bei diesem Medikament wird klar unterschieden zwischen einer während oder kurz nach Behandlung auftretenden, dosisabhängigen Frühtoxizität und dem nicht dosisabhängigen, nach einem variablen Intervall auftretenden aplastischen Syndrom als Spätschaden (Yunis

Tabelle 1

Zusammenstellung der wichtigsten Medikamente, die eine aplastische Anämie bewirken können:

*Zytostatika*

Alkylantien

Lost u. Lostderivate
Busulfan
Cyclophosphamid
Chlorambucil
Melphalan

Antimetabolite

Merkaptopurin
Azathioprin
5-Fluorouracil
Methotrexat

Antibiotika

Actinomycin D

Alkaloide

Vinkristin
Vinblastin
Kolchizin

Varia

Hydroxyurea
BCNU (1,3- bis (2-chloroaethyl)-1-nitrosourea

*Antimikrobielle Substanzen*

Chloramphenicol
Sulfonamide
Methicillin
Trimethoprim
Pyrimethamin
Quinacrin
Chloroquin

*Antikonvulsiva, Psychopharmaka*

Diphenylhydantoin u. a. Hydantoine
Karbamazepine
Chlorpromazin, Promazin
Meprobromat
Chlordiazepoxide

*Analgetika, Antirheumatika*

Phenylbutazon
Oxyphenylbutazon
Gold
Indomethacin
Azetylsalizylsäure

*Thyreostatika*

Propylthiouracil
Methimazol

*Antidiabetika*

Tolbutamid
Chlorpromamid

*Insektizide*

Hexachlorcyclohexan
(u. a. in Scabiessalben)

u. BLOMBERG; FRICK). Untersuchungen an einem nicht ausgewählten Krankengut lassen Zeichen einer *Frühtoxizität* bei etwa einem Viertel der behandelten Patienten erkennen (BECK et al.), wobei allerdings die zytomorphologischen Veränderungen der Erythrozytopoese durchaus nicht pathognomonisch sind.

Auf Grund experimenteller Studien kann angenommen werden, daß Chloramphenicol die mitochondriale und ribosomale Proteinsynthese verschiedener Säugetierzellen hemmt. Im menschlichen Knochenmark wird vorwiegend die Proliferation der Erythrozytopoese beeinträchtigt, wodurch es zu einem Abfall der Retikulozyten sowie zum Auftreten von Vakuolen in den unreifen Erythroblasten kommt. Eine Störung der Hämsynthese äußert sich durch Zunahme der Sideroblasten, einem Anstieg des Serumeisens und der prozentualen Sättigung des Transferrins.

Bei bestehender Leberschädigung ist wegen der verzögerten Konjugation mit Glukuronsäure die Gefahr der Frühtoxizität erhöht. Eine verminderte Ausscheidung durch die Nieren bedeutet ebenfalls eine Gefahr (SUHRLAND u. WEISBERGER). Alle Formen der hämatologischen Schäden im Rahmen der Frühtoxizität von Chloramphenicol sind nach Absetzen des Medikaments grundsätzlich rückbildungsfähig. Schwere Blutschäden sind bei konsequenter Kontrolle (Retikulozyten, Eisenspiegel, Sideroblasten-Index) in dieser Phase durchaus vermeidbar.

*Spätschäden* durch Chloramphenicol sind größtenteils wohl dosisabhängig und treten 14 Tage bis 6 Monate nach Absetzen des Medikaments auf. BEST hat 408 Knochenmarkschäden nach Chloramphenicol-Medikation eingehend analysiert. Nach seiner Einschätzung ist die aplastische Anämie sowohl nach niedrigen als auch nach hohen Dosen, nach Chloramphenicol allein oder in Kombination mit anderen Medikamenten, nach kurzer aber auch nach langer Behandlungszeit sowie nach intermittierender und Dauertherapie zu beobachten.

Ebenso wie bei den Spätschäden durch Antirheumatika (Phenylbutazon, Gold), Antikonvulsiva (Diphenylhydantoin) und (extrem selten) nach oralen Antidiabetika, resultiert die Hypo- bzw. Aplasie des blutbildenden Knochenmarks durch Chloramphenicol auf einer Schädigung der proliferierenden Stammzellen der Blutbildung. Das morphologische Substrat dieses durch die verschiedenen chemischen Noxen verursachten aplastischen Syndroms ist praktisch identisch. Da auch gegenüber der sog. idiopathischen Knochenmarkinsuffizienz mit Knochenmarkphthise keine Unterscheidungsmerkmale existieren, ergibt sich ein weiterer Gund für die Schwierigkeiten einer ätiologischen Klärung derartiger Knochenmarkschäden. Wir haben in den letzten Jahren beobachtet, daß bei Knochenmarkschäden durch exogene Noxen, besonders im Verlauf von Remissionsphasen, zytomorphologische Veränderungen an den Zellsystemen der Hämatopoese festgestellt werden können, die sich als wichtiges Unterscheidungsmerkmal gegenüber der idiopathischen Knochenmarkinsuffizienz anbieten. Derartige Befunde umfassen Veränderungen im Sinne einer symptomatischen Dyserythrozytopoese (ineffektive Erythrozytopoese) bis zu solchen, die dem Formenkreis der Präleukämie zuzuordnen sind.

Entsprechende Knochenmarkschäden durch Chloramphenicol gingen einer Reihe von Beobachtungen von unreifzelligen Leukosen voraus (Gadner et al.; Brauer u. Dameshek). Unter diesen befinden sich auch Erythroleukosen (Zastrow). Diese offensichtlichen *Beziehungen zwischen aplastischem Syndrom, Präleukämie und Leukämie* bedürfen weiterer klinischer und experimenteller Klärung.

Für die Häufigkeit letaler Verläufe bei Chloramphenicol-behandelten Patienten werden in den verschiedenen Ländern auf Grund neuerer Unterlagen weitgehend übereinstimmende Relationen (1 : 20 000) errechnet (Hausmann et al.; Wallerstein et al.; Böttiger).

Als pathogenetischer Mechanismus des Schadens wird neben einer Hemmung der Proteinsynthese auch eine individuelle Reaktionsweise angenommen, die begründet sein könnte

- in einer Idiosynkrasie,
- in einer Sensibilisierung bei intermittierender Behandlung,
- in einer anlagebedingten oder erworbenen Unfähigkeit der Leber, den Abbau des Chloramphenicols infolge mangelhafter Glukuronierung zu gewährleisten und
- in einem genetischen Defekt nach Art des G-6-PDH-Mangels, wofür das Auftreten bei eineiigen Zwillingen sprechen könnte (Dameshek; Nagao u. Mauer).

Die Verordnung von Chloramphenicol ist heute, besonders im Hinblick auf die von der WHO ausgesprochenen Warnung, unter strengen pharmakologisch-toxikologischen Aspekten vorzunehmen, wobei hinzuweisen ist

- auf Begrenzung der Indikation dieses wertvollen Antibiotikums (u. a. nach Resistenzbestimmung der Keime, nach erfolgloser Behandlung mit anderen Antibiotika),
- auf Beschränkung der Dosis, insbesondere auch bei Kindern,
- auf Beschränkung der Anwendungsdauer und
- auf Beachtung pharmakokinetischer Daten (Göres).

Die erforderlichen hämatologischen Kontrolluntersuchungen während der Chloramphenicoltherapie wurden von unserer Arbeitsgruppe zusammengestellt (Stieglitz).

Zur Behandlung der Patienten mit Rheumatoidarthritis wird in den letzten 10 Jahren *Gold* in verstärktem Maße verwendet. Die Goldtherapie beruht ausschließlich auf Empirie. Mehr und mehr bürgert sich die Dauertherapie ein, bei der initial ansteigende und dann konstante Golddosen in bestimmten Intervallen appliziert werden, wodurch 60—70% der Patienten mit Rheumatoidarthritis günstig zu beinflussen sind. In der DDR wird das Präparat „Sanocrysin", ein Natrium-Gold-Thiosulfat mit einem Goldgehalt von 37%, verwendet. Bei dem üblichen Behandlungsregime steigt der Serumgoldspiegel zunächst entsprechend der steigenden Dosierung an, jedoch reichen die für die Dauertherapie empfohlenen Dosen nicht aus, um diesen Spiegel auf einem Niveau zu halten, der für eine effektive Therapie erforderlich zu sein scheint (Bahous et al.). Höhere Goldspiegel schließen offenbar das größere Risiko von Nebenwirkungen ein. Tatsächlich läßt sich der Serumgoldspiegel mittels Atomabsorptionsspektrophotometrie genügend genau bestimmen, jedoch wären nur einzelne Kliniken in der Lage, derartige Kontrollen routinemäßig vorzunehmen. Bei etwa 50—60% aller Goldbehandelten ist mit unerwünschten Wirkungen durch das Medikament zu rechnen, die außer den blutbildenden Systemen auch Haut und Schleimhäute sowie die Nieren betreffen. Bei Ausschluß der banalen Nebenwirkungen verbleiben immer noch etwa 10% ernstzunehmende Komplikationen (Ganzoni u. Böni; Laznicka et al.; Fellinger u. Schmid, Mathies; Fellmann u. Wagenhäuser; Freyberg; Wohlenberg; Rössner et al.).

Die hämatologischen, Gold-bedingten Veränderungen nehmen dabei, besonders wegen ihres oftmals ungünstigen Verlaufs, eine besondere Stellung ein. Im Schrifttum der letzten Jahre finden sich gehäuft Mitteilungen über schwere Schäden von Blut und Knochenmark, während die anderer Organe an Bedeutung zurücktreten (Böni; Meyer; Moll; Hüge; Thumb et al.; Trnausky et al.; Vachtenheim u. Smid). Bei 0,1—0,4% der Behandelten ist mit einer tödlichen Komplikation im Gefolge der Behandlung zu rechnen (Ganzoni u. Böni). Die geringe toxische Breite erlaubt keine volle Ausschöpfung der wirksamen Dosis, sondern erfordert eine Dosisreduzierung bei einsetzendem Behandlungseffekt und sorgfältige Registrierung und Kontrolle jedes Frühzeichens einer unerwünschten Therapiewirkung. Die Behandlung, die oft auch ambulant durchgeführt wird, ist nicht schematisch, sondern dem jeweiligen Kranken anzupassen. Bei quantitativen Goldbilanzuntersuchungen sind erhebliche individuelle Unterschiede der Goldkumulation im Plasma und Gewebe sowie bei der Goldelimination festzustellen (Langness u. Burger; Schuster et al.). Dieser unbestimmte Faktor ist für die beim einzelnen sehr unterschiedliche Relation zwischen Gesamtdosis einerseits und Wirkung bzw. Nebenwirkung andererseits von Bedeutung. So muß das Auftreten von Nebenwirkungen in der Anfangsphase der Goldtherapie nicht unbedingt von der Höhe des Goldspiegels abhängig sein. Auch später besteht nicht in jedem Fall eine eindeutige Beziehung zwischen Höhe des Goldspiegels und Nebenwirkung (Gerber et al.).

Die Schäden der Hämatopoese betreffen alle 3 Knochenmarkzellsysteme isoliert oder auch kombiniert, d. h. es kommt zu Thrombozytopenie (am häufigsten), Agranulozytose und/oder zu aplastischer Anämie bis zum Vollbild der Panmyelophthise. Die Schäden treten vielfach noch während der über Wochen laufenden Therapie auf, wurden aber auch noch nach einem Zeitraum von 4 Jahren beobachtet (Wohlenberg). Die Prognose der Gold-induzierten Knochenmarkinsuffizienz wird allgemein als schlecht eingeschätzt (Moeschlin; Hausmann et al.). Allein in Großbritannien wurden der zuständigen Arzneimittelkommission in 6 Jahren 9 Todesfälle durch Goldtherapie gemeldet. Auch hierbei muß mit einer hohen Dunkelziffer gerechnet werden (Editorial in Brit. med. J.).

Unabhängig vom taktischen Vorgehen bei der Behandlung ist für die gesamte Dauer der Therapie ein hämatologisches Überwachungsprogramm mit rationell eingesetzten Laboratoriumsmethoden erforderlich, wie es von uns vorgeschlagen wurde (Stobbe u. Börgers).

Ebenso wie während einer Zytostatikabehandlung die Kontrolle bestimmter hämatologischer Parameter bereits allgemein üblich ist, so erfordert die Therapie mit allen potentiell hämatotoxischen Medikamenten evtl. auch noch nach Abschluß der Therapie eingehende und regelmäßige *hämatologische Überwachungsuntersuchungen.* Dies gilt besonders auch für Medikamente, die heute in die Gruppe der Immunosuppressiva eingeordnet werden, wie dies für Gold gilt. Die geringsten Hinweise durch diese Laborkontrollen sowie bei Anzeichen unerwünschter Wirkungen sollten zur Dosisreduzierung bzw. zum Abbruch der Therapie führen. Bei Auftreten eindrucksvoller Komplikationen durch das Medikament ist die gesetzliche Meldepflicht, wie sie das Arzneimittelgesetz vorschreibt, einzuhalten, weil nur dadurch die breite Information aller Ärzte über derartige iatrogen provozierte Komplikationen verbessert werden kann.

Aus der Gruppe berufsbedingter Schadstoffe, die in einem hochentwickelten Industriestaat noch immer Probleme besonders für den klinischen Hämatologen aufwerfen, sind vor allem

— *hämatologische Schäden durch Pestizide* und
— *hämatologische Schäden durch Lösungsmittel, besonders durch Benzol,*

hervorzuheben.

*Herbizide* (zur Bekämpfung von Unkräutern und unerwünschten Gräsern in der Landwirtschaft und im Garten) wie Triazine, Chlorphenylessigsäure, Harnstoffderivate sowie auch einige Carbamate werden meistens schnell abgebaut und weisen nur eine geringe Toxizität für Mensch und Tier auf (Meyer). Dies gilt auch für *Fungizide* (zur Bekämpfung von Pilzkrankheiten) wie Thiokarbamate, Thirame, Chlornitrobenzol sowie einige schwefel- und kupferhaltige Mittel.

Von den *Insektiziden* (zur Bekämpfung von Schadinsekten in Garten und Landwirtschaft, in Lagerhaltung und zur Bekämpfung von Gesundheitsschädlingen) sind die chemischen Stoffklassen der chlorierten Kohlenwasserstoffe (mit den bekannten Vertretern DDT, Hexachlorcyclohexan) sowie die organischen Phosphorverbindungen (u. a. Trichlorophon und Dimethoat) wegen ihrer hämatotoxischen Eigenschaften von besonderem Interesse.

Die Aufgabe des Arztes ist auch hier die reale Risikobewertung der verschiedenen, nunmehr seit über 30 Jahren angewandten Pflanzenschutzmittel, deren durch ihre Persistenz bedingte Verbreitung auf der Welt unvorstellbar groß ist.

Den Insektiziden vom Typ der *chlorierten Kohlenwasserstoffverbindungen* wurden bei steigender Produktion und Anwendung zunehmend auch eindeutige Schäden durch meist langfristige Einwirkung beim Menschen zugeordnet, die sich erst dann im Tierversuch bestätigen ließen. Bereits 1953 wies das „Committee on pesticides" der USA darauf hin, daß Hexachlorcyclohexan (HCH) aplastische Anämien hervorrufen kann. In der DDR wurde erstmalig von unserer Arbeitsgruppe über eine Reihe von Patienten mit Knochenmarkinsuffizienz durch berufliche HCH-Einwirkung berichtet, bei denen sich außerdem auch toxische Leberschäden sowie pathologische EEG-Befunde nachweisen ließen. Innerhalb von wenigen Jahren konnte bei 8 Patienten mit ausgeprägter Knochenmarkinsuffizienz der hämatologische Schaden bei entsprechend gegenüber HCH und DDT Exponierten auf die Insektizideinwirkung gutachtlich zurückgeführt werden (Stieglitz et al.). Der primär toxische Wirkungsmechanismus ist für die chlorierten Kohlenwasserstoffverbindungen als verursachender Faktor belegt (Friberg u. Dudson). Ein chemisch-allergischer Pathomechanismus als Ursache der Knochenmarkschädigung ist als seltene Ausnahme zu betrachten (Sanchez). So konnte eine erworbene hämolytische Anämie durch Wärmeautoantikörper bei einem Patienten in direkte Verbidnung mit einem Insektizid vom Typ der chlorierten Kohlenwasserstoffe gebracht und damit die immunologische Natur belegt werden (Muirhead et al.). Eine solche doppelte Wirkung ist auch von anderen Substanzen bekannt. So kann das gleiche Pharmakon, z. B. Chinin, einmal nachweislich allergische Blutschäden verursachen, zum anderen aber auch myelotoxisch wirken, wobei am ehesten ein enzymblockierender toxischer Wirkungsmechanismus wahrscheinlich ist. Der Nachweis von Thrombozyten- und Granulozytenautoantikörpern hat noch nicht die ausreichende diagnostische Aussage, da die Agglutinine einen flüchtigen Charakter haben und nicht in jedem Fall nachweisbar sind. Miescher konnte beispielsweise nur bei jedem 3. Kranken mit Pyramidon-Agranulozytose Autoantikörper nachweisen.

Möglicherweise handelt es sich beim HCH um einen Stoff, dem sowohl eine toxische als auch eine allergisierende Wirkung eigen ist. Bei Vorliegen derartiger hämatologischer Schäden durch chlorierte Kohlenwasserstoffe sind deshalb nach unserem Vorschlag neben toxikologischen, zytomorphologischen, zytochemischen und zytoenzymatischen auch immunologische Untersuchungen notwendig. Für das Vorliegen einer toxischen Schädigung sprechen quantitative und qualitative Veränderungen der Blutzellsysteme. Dagegen ist ein chemisch-allergischer Prozeß bei einer aktuellen Verschlechterung des klinischen Befundes bei Reexposition gegenüber dem Insektizid nach klinischer Besserung eher anzunehmen. Deshalb ist es zweckmäßig, nach iso- und autozytotropen Antikörpern vor und nach Inkubation mit HCH gegen Erythrozyten, Leukozyten und Thrombozyten zu fahnden, den Fluoreszenstest mit homologen und autologen Megakaryozyten, intrakutane Teste mit HCH sowie Tierversuche mit HCH-inkubierten Patientenseren durchzuführen.

Nach alledem bietet HCH mit seinen offensichtlichen Nachteilen für den menschlichen Organismus nicht die erwartete Alternativlösung gegenüber DDT, wie man es sich erhofft hatte. Toxische und chemisch-allergische Schäden, die die Hämatopoese und die Leber betreffen, scheinen sogar häufiger zu sein. Unsere Untersuchungen (Stieglitz et al.) sowie die von Heller, der sich bei seinen Patienten besonders auf den Nachweis einer Leberschädigung konzentrierte, unterstützen diesen Eindruck.

Unter den synthetischen Insektiziden haben die *organischen Phosphorverbindungen* gegenüber DDT und den chlorierten Kohlenwasserstoffverbindungen eine wichtige Position einnehmen können. Aber auch mit dieser Stoffklasse der Insektizide haben wir uns als klinische Hämatologen in den letzten Jahren befassen müssen, da

— Patienten mit der Frage nach Vorliegen hämatologischer Schäden nach Exposition gegenüber organischen Phosphorverbindungen uns zur Begutachtung auf Vorliegen einer Berufserkrankung überwiesen wurden und
— die daraufhin durchgeführten tierexperimentellen Untersuchungen die hämatotoxische Wirkung von Trichlorphon und Dimethoat auch für den Menschen wahrscheinlich machten (Stieglitz et al.).

Nach beruflicher Exposition im Arbeitsmilieu wurde mehrfach das Auftreten einer Knochenmarkinsuffizienz und bei einem Patienten im weiteren Verlauf eines solchen aplastischen Syndroms die Entwicklung zur unreifzelligen Leukose über das Stadium der Präleukämie von uns beobachtet. Tierexperimentell fanden sich umfassende hämatologische Veränderungen (Stieglitz et al.). Im Knochenmark entwickelte sich bei Ratten eine Hyperplasie der 3 Blutzellsysteme, besonders der Granulozytopoese als Teil einer allgemeinen Hyperplasie der Hämatopoese, die teilweise auch als extraossäre myeloische Metaplasie in Leber, Milz, Lunge und anderen Organen vorlag. Im peripheren Blut war bei einem hohen Prozentsatz der Versuchstiere eine durch Zunahme der

Granulozyten verursachte Leukozytose bis zu einem Extremwert von 50 000/µl nachweisbar.

Diese Befunde sind dem myeloproliferativen Syndrom zuzuordnen. Bei besonders stark ausgeprägter Hyperplasie vorwiegend im Bereich Granulozytopoese ist es eine Ermessensfrage, ob derartige Veränderungen bereits als myeloische Leukose einzustufen sind. Die Ergebnisse dieser Tierversuche, die im einzelnen zytomorphologisch und histologisch nicht immer eine Abgrenzung von reaktivem und leukotischem Geschehen zulassen, sollten dazu führen, daß die gesetzlichen Überwachungsuntersuchungen der in der Produktion und Verwertung der Insektizide vom Typ organischer Phosphorverbindungen beschäftigten Arbeiter noch intensiver als bisher beachtet werden.

Seit Jahrzehnten wird *Benzol* als einer der stärksten hämatotoxischen Schadstoffe im Arbeitsmilieu eingestuft. Klinische, arbeitsmedizinische und experimentelle Untersuchungen in aller Welt haben erreicht, daß in vielen Staaten die Arbeitsschutzbestimmungen verschärft wurden, um die Zahl der Geschädigten unter den gegenüber Benzol exponierten Arbeitern zu reduzieren.

Der Deklarierungszwang für Löse- und Verdünnungsmittel bewirkte auch in der DDR eine wesentliche Einschränkung und Kontrolle des Benzolverbrauchs. Vielfach wurde es durch andere, weniger toxische Lösungsmittel in den verschiedenen Produktionszweigen ausgetauscht. Diese enthalten jedoch sehr häufig noch Benzol in recht unterschiedlicher Menge. Für die Benutzer derartiger Lösungsmittel stellt das in ihnen enthaltene „versteckte" Benzol eine ernste Gefahr dar. Sogar das Benzinum des DAB 7 der DDR enthält bis 5% Benzol. Nach Übernahme der Produktion durch die Petrochemie konnte die frühere Normative nicht eingehalten werden, so daß jetzt Waschbenzin einen weit höheren Anteil von Benzol aufweist. Allein im Gesundheitswesen der DDR ist der Verbrauch dieses „Wasch-" oder „Wundbenzin" nach Tonnen zu bemessen. Eine Nachfrage in der Charité-Apotheke ergab eine jährliche Anforderung der verschiedenen Kliniken von insgesamt 1500 l. Zwar sind die Patienten, deren Haut mit diesem Waschbenzin von Pflasterresten gereinigt wird, nicht immer die gleichen, jedoch gilt dies nicht für die Schwestern oder die Pfleger, die diese Arbeit tagtäglich wiederholt ausführen. Tatsächlich spielt das Waschbenzin als ursächlicher Faktor bei der Hälfte unserer Patienten mit chronischer Benzolintoxikation die ausschlaggebende Rolle (siehe Tab. 2).

Für den klinischen Hämatologen gibt es eine Reihe von Gründen, die es lohnend erscheinen lassen, sich eingehender mit dem Problem „Benzolschaden" zu befassen, da

- der Benzolschaden häufiger ist als allgemein angenommen,
- in den Jahren seit 1958 kaum mehr von einem Rückgang der Benzolgeschädigten gesprochen werden kann,

Tabelle 2

Beruf, Arbeitsplatz und Expositionszeit bei 11 Patienten mit chronischer Benzolintoxikation (I. Medizinische Klinik, Charité)

| | | *Expositionszeit* |
|---|---|---|
| 1. | Chemie(fach)arbeiter, Benzoldestillation | 25 Jahre |
| 2. | Chemie(fach)arbeiter, Chloramphenicolproduktion | 9 Jahre |
| 3. | Chemie(fach)arbeiter, Aminophenazonproduktion | 3 Jahre |
| 4. | Chemie(fach)arbeiter | 6 Monate |
| 5. | Reparaturschlosser, Chloramphenicolproduktion | 9 Jahre |
| 6. | Arbeiter in Kugelschreiberminenproduktion | 6 Jahre |
| 7. | Reparaturschlosser* | 12 Jahre |
| 8. | Mechaniker, Schreibmaschinenreparaturen* | 5 Jahre |
| 9. | Maschinenbauer* | 45 Jahre |
| 10. | Maler* | 38 Jahre |
| 11. | Restaurator in Museum* | 13 Jahre |

* = regelmäßige Verwendung von Waschbenzin

– neue Erkenntnisse über die Entstehung des Benzolschadens und sein klinisches Bild, das Knochenmarkinsuffizienz, Präleukämie und Leukämie umfaßt, gewonnen wurden und

– mit einem von uns vorgeschlagenen verbesserten hämatologischen und hämostaseologischen Laboratoriumsprogramm die Überwachungsuntersuchungen der Benzolexponierten effektiver gestaltet werden können.

Unsere Beobachtungen der letzten Jahre belegen eindeutig die hämatotoxischen und leukämogenen Wirkungen einer derartigen zwar mäßigen, aber häufig jahrelang dauernden Benzolexposition. Dabei sind besonders die chronischen Benzolintoxikationen eindrucksvoll und beweiskräftig, die im gleichen Betrieb unter ähnlichen Arbeitsbedingungen bei mehreren Exponierten auftreten (Schönenberger; Saita u. Vigliani; Aksoy et al.; Stobbe et al.). Nicht selten ergeben sich schwierige Probleme – ähnlich wie beim Medikamenten-Spätschaden – beim Nachweis des Benzols als dem auslösenden Schadstoff, da

– auch eine akkurate Quantifizierung von Benzol am Arbeitsplatz *nach* eingetretener Schädigung, d. h. im Rahmen einer Begutachtung, vorübergehende, jedoch ausschlaggebende „Spitzenbelastungen“ selten miterfaßt,

– eine Beweisführung kaum gelingt, wenn die Exposition Jahre oder sogar Jahrzehnte zurückliegt, der Arbeitsplatz nicht mehr existiert oder die Technologie sich im Betrieb verändert hat,

– Summationseffekte durch weitere exogene Noxen beim Benzolexponierten von Bedeutung sein können, wobei in diesem Zusammenhang besonders der

Alkohol, aber auch Analgetika und andere Medikamente zu nennen sind (Loskant; Natorp; Penati u. Vigliani; Saita; Stobbe u. Ihle).

In den letzten Jahren sind von uns schwere Schäden der Hämatopoese durch chronische Benzolintoxikation bei 11 Kranken aufgedeckt und gutachtlich anerkannt worden (Stobbe u. Ihle). Aus Tabelle 2 gehen der Beruf, die Arbeitsbedingungen und die Expositionszeiten dieser Patientengruppen hervor. Die Expositionszeiten schwanken zwischen 6 Monaten und 45 Jahren.

Die hämatologischen Schäden treten in unterschiedlichen klinischen Krankheitsbildern auf, und zwar als

- Schädigung der Hämatopoese in Form einer partiellen oder kompletten Bildungsstörung der drei blutbildenden Systeme, die zur Hypoplasie bzw. Aplasie des Knochenmarks, d. h. zur *Knochenmarkinsuffizienz* mit partieller oder kompletter „Zytopenie“ (Anämie, Granulozytopenie bzw. Agranulozytose, Thrombozytopenie) führt,
- Schädigung der Hämatopoese mit unterschiedlichsten quantitativen und qualitativen zytomorphologischen Merkmalen der Blutzellsysteme, die damit jedoch zunächst weder dem aplastischen Syndrom noch den Leukämien, sondern am ehesten der *„Präleukämie“* zuzuordnen sind,
- *unreifzellige Leukämien* vom myeloblastischen, myeloblastisch-promyelozytären, promyelozytär-monozytären oder erythroleukämischen Typ. Chronische myeloische Leukämien sind selten; akute und chronische lymphatische Leukämien als Folgen exogener Noxen nicht sicher belegt,
- *myeloische Metaplasie* (ohne sicheren Nachweis einer Leukämie),
- *paroxysmale nächtliche Hämoglobinurie.*

Die Unterschiedlichkeit, ja anscheinende Gegensätzlichkeit der hämatologischen Krankheitsbilder überrascht zunächst, wobei sich die (fehlerhafte) Vorstellung anbietet, daß Benzol sowohl Unterfunktion des Markorgans als auch dessen Überfunktion auszulösen in der Lage ist. Tatsächlich sind jedoch sowohl Präleukämie als auch unreifzellige Leukämie nicht durch eine verstärkte Proliferation der beteiligten Zellsysteme geprägt. Bekanntlich stehen bei beiden Krankheitsbildern die Verlängerung der Generationszeiten der Blastenpopulation, die Erschwerung und Verlangsamung der Zelldifferenzierung mit Blockierung der Mitosen sowie funktionelle Defekte im Vordergrund. Die dadurch resultierende Akkumulation unreifer Zellen bei verzögerter Zellentwicklung darf keinesfalls mit Überfunktion des Markorgans gleichgesetzt werden. Durch autoradiographische Untersuchungen konnte die *chronische Benzolintoxikation als schwere DNS- und RNS-Synthesestörung*, die sich besonders an den intensiver proliferierenden hämatologischen Zellsystemen auswirkt, geklärt werden (Kissling u. Speck; Speck et al.). Eine isolierte Regulationsstörung der sog. Stammzelle ist abzulehnen (Speck). An der Erythrozytopoese wirkt sich Benzol bzw.

das durch Oxidation entstehende Benzolepoxid besonders aus. So ist unter den Benzolleukosen etwa jede 5. eine Erythroleukose. Diese Sonderform wird im allgemeinen bei Zusammenstellungen unreifzelliger Leukosen wesentlich seltener aufgeführt. So sollte der Kliniker nach Diagnosestellung einer Erythroleukose besonders intensiv in der Anamnese nach einer Benzolexposition fahnden.

Die Beeinträchtigung der DNS-Synthese läßt sich eindrucksvoll durch *zytogenetische Untersuchungen* belegen. (Rondanelli; Forni et al.). Chromatid- und Chromosomenbrüche führen zu Chromatidaustausch, bizentrischen Chromosomen und azentrischen Fragmenten. Solche Veränderungen manifestieren sich in den nachfolgenden Mitosen als Konglutination, Fragmentation und Pyknose, bi- und plurizentrische Metaphasenbilder und asymmetrisch verteilte Metaphasensterne.

So wurde bei Untersuchungen an 60 benzolexponierten Arbeitern von uns eine geringe, aber statistisch signifikante Zunahme der strukturellen Aberrationen auf 1,31% in den Lymphozyten des peripheren Blutes (gegenüber 0,79% bei der Kontrollgruppe) und 0,86% bei den Knochenmarkzellen gefunden. Ein Vergleichswert für die Aberrationsquote im Knochenmark gesunder, nicht exponierter Individuen kann aus naheliegenden Gründen nicht angegeben werden.

Bei unseren mit Präleukämie und unreifzelliger Leukämie zur Untersuchung kommenden Kranken waren die zytogenetischen Befunde recht unterschiedlich: Neben sehr eindrucksvollen pathologischen Befunden bei einer Präleukämie fehlten jegliche Hinweise bei wiederholten zytogenetischen Untersuchungen bei einer Benzolleukämie.

Die entsprechenden zytomorphologischen Befunde in der Interphase und in der Mitose sind im panoptisch gefärbten Knochenmark-Quetschpräparat und im Blutausstrich je nach Häufigkeit verhältnismäßig leicht zu entdecken. Dabei nimmt diese Methode weniger Zeit in Anspruch als die zytogenetischen Verfahren. Eine *Zusammenstellung qualitativer zytomorphologischer Veränderungen* als Kriterien einer Schädigung der Hämatopoese durch Benzoleinwirkung, die aber bedingt auch für andere Schäden durch exogene Noxen gilt, enthält Tab. 3.

Diese Kriterien entsprechen — bei Ausschluß bekannter Krankheiten (wie idiopathische und symptomatische Megaloblastose, hereditäre Dyserythropoese u. a.) in ihrer Relevanz — jedoch freilich nicht hinsichtlich ihrer zytomorphologischen Bilder — den bekannten relativen Malignitätskriterien, wie sie zur Kennzeichnung von Tumorzellen vom Zytologen benutzt werden (Stobbe u. Ihle). Bei besonders reichlichem Vorkommen und gleichzeitigem Fehlen einer ausgesprochenen Leukosezellpopulation begründet sich die Einstufung als „Präleukämie" auf derartige morphologische Befunde. Die klinische Diagnostik

Tabelle 3
Qualitative Veränderungen als Kriterien einer Schädigung der Hämatopoese durch exogene Schadstoffe

1. *Morphologisch abnorme Erythrozyten und Erythroblasten*
   *Im peripheren Blut:* Makrozyten, Ovalozyten, Schizozyten, Erythrozyten mit basophiler Punktierung, Targetzellen, Erythroblasten.
   *Im Knochenmark:* Kernveränderungen der Erythroblasten in der Interphase: Kernfragmentierung, Kernbrücken; Kernveränderungen der Erythroblasten in der Mitose: Polyploidie, Megaloblasten, Kernsatelliten, abnorme Mitosen. Sideroblastenvermehrung insbesondere Ringsideroblasten, Vakuolisierung des Zytoplasma, PAS-positive Erythroblasten.
2. *Morphologisch abnorme Granulozyten*
   Pseudo-Pelger-Formen, Übersegmentierung der Kerne, abnorme Granulation, Gruppen von Myeloblasten (sog. Clusters), teilweiser Verlust der Enzymaktivität der alkalischen Phosphatase und Peroxydase.
3. *Morphologisch abnorme Megakaryozyten und Thrombozyten*
   Mikrokaryozyten (diploide Megakaryozyten), Mikro- oder Riesenplättchen.

wird durch den Nachweis derartiger zytomorphologischer Merkmale in den meisten Fällen fast immer vorangebracht.

Die *Beurteilung des Knochenmarks sollte im Rahmen der von uns vorgeschlagenen obligaten Überwachungsuntersuchungen* wegen ihrer besonderen diagnostischen Aussagekraft ihren festen Platz erhalten. Ihre Indikation ist jedoch erst dann gegeben, wenn Parameter des hämatologischen Grundprogramms eindeutig positiv ausgefallen sind (siehe Tab. 4). Dies gilt besonders für den Nachweis einer Makrozytose mit dem elektrischen Teilchenzählgerät und einem positiven Stauversuch nach Rumpel-Leede. Knochenmarkbeurteilung und insbesondere zytogenetische Untersuchungen stehen stets erst an 2. Stelle.

Eine größere Reihe von Überwachungsuntersuchungen bei Benzolexponierten in Betrieben der Chemieindustrie hat uns den Wert eines derartigen systematischen Vorgehens bestätigt: Bei jedem 4. Arbeiter wurden in unterschiedlicher Häufigkeit — überwiegend vereinzelt — derartige zytomorphologische Atypien im Knochenmarkpräparat erkannt. Bei einem Arbeiter, der ohne wesentliche Beschwerden war, wurden die Befunde im Sinne einer Präleukämie eingestuft, wobei durch Alkoholabusus ein zusätzlicher verursachender Faktor wahrscheinlich ist (Tab. 5).

Die klinische Hämatologie hat hinsichtlich des Benzolschadens große Aufgaben, die nicht allein in der Diagnostik bei Vorliegen einer Knochenmark-

Tabelle 4
Vorschläge für hämatologische Laboratoriumsuntersuchungen bei benzolexponierten Arbeitern

| | Fragestellung |
|---|---|
| 1. Stufe: (Grunduntersuchung) | |
| Hämoglobin | Anämie? |
| Hämatokrit | |
| Leukozytenzählung | Leukozytopenie? Leukozytose? |
| Leukozytendifferentialzählung | Monozytose? |
| Erythrozytenvolumenbestimmung | Makrozytose? |
| Rumpel-Leede-Stauversuch | Kapillarfragilität? Thrombozytopathie? |
| 2. Stufe: | |
| Knochenmarkpräparat | Quantitative und qualitative Zellbesonderheiten? |
| Lymphozytenkurzzeitkultur | Aberrationen? Mitosen in unstimulierter 24 h-Kultur? Abnorme Karyotypen in PHA-stimulierter 72 h-Kultur? |

Tabelle 5
Qualitative Besonderheiten im Markausstrich bei 49 benzolexponierten Chemiearbeitern

| Zellsystem | normal | qualitative Veränderungen |
|---|---|---|
| Erythrozytopoese | 60% | Kernveränderungen der Erythroblasten<br>selten 20% häufig 20% |
| Granulozytopoese | 72% | „Pseudo-Pelger"<br>selten 20% häufig 8% |
| Thrombozytopoese | 98% | Übersegmentierung der Megakaryozyten<br>2% |

insuffizienz, Präleukämie bzw. Leukämie, oder deren Begutachtung liegen, sondern auch in der Prophylaxe durch sinnvolle, effektive und rationelle Untersuchungsprogramme für die entsprechend exponierten Arbeiter zu sehen sind.

Die vorgelegte Übersicht mit Beispielen zu Erkennung, Verlauf, Therapie, Begutachtung, aber auch Prävention von Schäden der Hämatopoese durch chemische Umweltnoxen sollte die sich aus diesem Komplex ergebenden Aufgaben für den klinischen Hämatologen umreißen. Da eine weitere Chemisierung unserer Umwelt sicher ist, wäre es auch in der DDR notwendig, bestimmte Zentren der klinischen Hämatologie für die nächste Zukunft so leistungsfähig zu gesalten, daß die erforderlichen prophylaktischen Untersuchungen und eine Verbesserung der Betreuung auch dieser Patientengruppen garantiert werden können.

*Literatur*


Aksoy, M., K. Dincol, T. Akgün, S. Erdem und G. Dincol: The hematological effect of chronic benzene poisoning in 217 workers. XIII. International Congress of Hematology. Abstract Volume, J. F. Lehmann Verlag, München 1970.

Aksoy, M., K. Dincol, S. Erdem, T. Akgün und G. Dincol: Details of blood changes in 32 patients with pancytopenia associated with long-term exposure to bencene. Brit. J. industr. Med. 29 (1972) 56.

Bahous, I., W. Müller und B. Stojan: Die Bedeutung der Serumgoldspiegelbestimmungen während Chrysotherapie bei chronischer Polyarthritis. Med. Klinik 70 (1975) 1516.

Beck, E. A.: Chloramphenicol- und Thiamphenicolschäden des Blutes. Schweiz. Med. Wschr. 105 (1975) 1078.

Beck, E. A., G. Ziegler, R. Schmid und H. Luedin: Reversible sideroblastic anemia caused by chloramphenicol. Acta Haemat. 38 (1967) 1.

Begemann, H., und J. Rastetter: Die megaloblastischen Anämien. In: Hdb. d. Inn. Med. II/2. Blut u. Blutkrankh. p. 186, 5. Aufl. Springer-Verlag, Berlin—Heidelberg—New York 1970.

Best, W.: Chloramphenicol — associated blood dyscrasias. J. Amer. med. Ass. 201 (1967) 181.

Bithell, T. C., und M. M. Wintrobe: Drug-induced aplastic anemia. Sem. Hemat. 4 (1967) 194.

Böni, A.: In: Schoen, R., Böni, A., Miehlke: Klinik der rheumat. Erkrankungen. Springer-Verlag, Berlin—Heidelberg—New York 1970.

Böttiger, L. E.: Drug-induced aplastic anaemia in Sweden with special reference to chloramphenicol. Postgrad. med. J. 50 (1974) Suppl. 5, pp. 127—131.

Böttiger, L. E., und B. Westerholm: Aplastic anaemia. Acta med. scand. 192 (1972) 315.

Brauer, M. J., und W. Dameshek: Hypoplastic anemia and myeloblastic leukemia following Chloramphenicol therapy. Report of three cases. New Engl. J. Med. 277 (1967) 1003.

Busch, D.: Hereditäre nichtsphärozytäre hämolytische Anämien. In: Hdb. d. Inn. Med. II/2, Blut und Blutkrankheiten p. 294, 5. Aufl. Springer-Verlag, Berlin—Heidelberg—New York 1970.

Dameschek, W.: Chloramphenicol. A new warning. J. Amer. med. Ass. 174 (1960) 1853.

Dameshek, W.: What do aplastic anemia, PNH and "hypoplastic leukemia" have in common? (Editorial). Blood 30 (1967) 251. Editorial in Brit. med. J. 1969/T, 471. Gold for rheumatoid arthritis.

Fellinger, K., und J. Schmid: Klinik und Therapie des chronischen Gelenkrheumatismus. W. Mandrich, Wien 1954.

Fellmann, N., und F. J. Wagenhäuser: Die Goldbehandlung der primär chronischen Polyarthritis. Schweiz. med. Wschr. 91 (1961) 901.

Forni, A., und L. Moreo: Chromosome studies in a case benzene-induced erythroleukaemia. Europ. J. Cancer 5 (1969) 459.

Freyberg, R. H.: Goldtherapy for rheumatoid arthritis. In: Hollander, J. L.: Arthritis and allies conditions and additions. p. 455. Lea and Febinger, Philadelphia 1973.

Friberg, R. D., und V. N. Dudson: Cytogenetic studies of rats injected with lindane. Toxicol. appl. Pharmacol. 8 (1966) 341.

Gadner, H., U. Gethmann, K. Jessenberger und H. Riehm: Akute Leukämie nach Chloramphenicol-Exposition? Mschr. Kinderheilk. 121 (1973) 590.

Ganzoni, A., und P. Böhni: Panmyelopathie nach Goldbehandlung der primär-chronischen Polyarthritis. Pathogenetische Aspekte der Goldschäden. Schweiz. med. Wschr. 95 (1965) 1390.

Gerber, R. C., H. E. Paulus, R. Bluestone und C. M. Pearson: Clinical response and serum gold levels in chrysotherapy, lack of correlation. Am. rheum. Dis. 31 (1972) 308.

Gibel, W., Kh. Lohs, G. P. Wildner, D. Ziebarth und R. Stieglitz: Über die kanzerogene, hämatotoxische und hepatotoxische Wirkung pestizider organischer Phosphorverbindungen. Auch. Geschwulstforsch. 41 (1973) 311.

Girdwood, R. H.: Blood disorders due to drugs and other agents. Excerpta Medica, Amsterdam 1973.

Göres, E.: Zur Frage der Indikation von Chloramphenicol. Dtsch. Ges.wesen 23 (1968) 306.

Hausmann, K.: Verlauf und Therapie der Panmyelopathie. Med. Klin. 54 (1959) 513.

Hausmann, K., und G. Skrandies: Aplastic anaemia following Chloramphenicol in Hamburg and surrounding districts. In: Intern. Symp. on Chloramphenicol — Thiamphenicol. Postgrad. med. J. Suppl. 5 (1974) 131.

Hausmann, K., G. Skrandies und P. Sachtleben: Aktuelle Aspekte arzneimittelbedingter Knochenmarkschäden. Münch. med. Wschr. 116 (1974) 1621.

Heller, H.: Ergebnisse von Reihenuntersuchungen beim Umgang mit Pflanzenschutz- und Schädlingsbekämpfungsmitteln. Zschr. ges. inn. Med. 30 (1975) 607.

Höge, W.: Unsere Erfahrungen mit der intravenösen Goldtherapie bei der Behandlung der chronisch-rheumatischen Polyarthritis. Dtsch. Ges.wesen 24 (1969) 2481.

Kähler, H. J.: Kritische Beurteilung der Bluterkrankungen nach Anwendung von Chloramphenicol. Wiss. Verlagsgesellsch. Stuttgart 1962.

Keiser, G., und H. R. Walder: Die idiopathische und die medikamentös bedingte erworbene aplastische Anämie. Schweiz. med. Wschr. 100 (1970) 697.

Kissling, H., und B. Speck: Further studies on experimental benzene induced aplastic anaemia. Blut 25 (1972) 97.

LANGNESSS, U., und R. BURGER: Voraussetzungen der Goldtherapie bei chronischer Polyarthritis. Med. Klinik 65 (1970) 1073.

LAZNICKA, M., J. KOKTA und M. PROCHAZKOVA: Bestimmung der Blutgoldwerte im Verlauf der Aurotherapie. Z. ges. inn. Med. 14 (1959) 1088.

LIBANSKY, J.: Störungen der Erythropoese medikamentösen Ursprungs. In: Ausgewählte Abhandlungen über Physiologie und Pathophysiologie der Erythro- und Thrombozytopoese sowie die Protektine. Fortschritte der Hämatologie. Hsgb.: Perlick, Plenert Mokop. Bd. 1, pp. 125—156.

MATHIES, H.: Möglichkeiten und Grenzen einer antirheumatischen Therapie. Dtsch. med. Wschr. 48 (1968) 2331.

MEYER, W.: Die Therapie des entzündlichen Rheumatismus. Münch. med. Wschr. 106 (1964) 96.

MEYER, W.: Ist die Goldbehandlung trotz ihrer Nebenwirkungen heute noch berechtigt? Z. Rheumaforsch. 22 (1963) 460.

MIESCHER, P., und K. O. VORLAENDER: Immunpathologie in Klinik und Forschung. 2. Aufl. Georg Thieme-Verlag, Stuttgart 1961.

MOESCHLIN, S.: Klinik und Therapie der Vergiftungen. 4. Aufl. Thieme-Verlag, Stuttgart 1964.

MOLL, W.: Kompendium der Rheumatologie. S. Karger Verlag, Basel—New York 1964.

MUIRHEAD, E. E., M. GROVES, R. GUY, E. R. HALDEN und R. K. BASS: Acquired hemolytic anemia, exposure to insecticides and positive Coombs test dependent on insecticide preparations. Vox Sang. 4 (1959) 227.

NAGAO, T., und A. M. MAUER: Concordance for drug-induced aplastic anemia in identical twins. New Engl. J. Med. 281 (1969) 11.

PENATI, F., und E. C. VIGLIANI: Sur problema delle mielopatie aplastische, pseudoaplastische e leucemische da benzolo. Rass. Med. in Dustr. 9 (1938) 345.

RONDANELLI, E., G. GERNA und E. MAGLIULO: Pathology of erythroblastic mitosis in decopational benzenic erythropathy and erythrofremia. Bibliotheca Haematologica No. 35. S. Karger Verlag, Basel—New York 1970.

RONDANELLI, E., und P. GORINI: Effets du benzene sur la mitose erithroblastique. Acta Haemat. 26 (1961) 281.

RÖSSNER, B., G. WESSEL und R. JÄCKEL: Effekt und Risiko der Goldtherapie bei progressiv-chronischer Polyarthritis. Dtsch. Ges.wesen 30 (1975) 1753.

SAITA, G.: Benzene induced hypoplastic anaemias and leukaemias. In: Blood disorders due to drugs and other agents. Hsgb.: Girdwood, R. H. Exerpta Medica, Amsterdam 1973, pp. 127—146.

SAITA, G., und E. C. VIGLIANI: Benzene and leukemia. New Engl. J. Med. 271 (1964) 872.

SÁNCHEZ, M., J. P. CASTANEDO und F. CARCIA ROJAS: Insecticides and aplastic anemía. New Engl. J. Med. 269 (1963) 1365.

SCHÖNBERGER, W.: Erneute Benzolvergiftung in der Schweizerischen Uhrenindustrie. Schweiz. med. Wschr. 93 (1963) 1469.

Schubothe, H.: Durch Arzneimittel induzierte immunhämalytische Anämien. In: Hdb. d. Inn. Med. II/2. Blut und Blutkrankheiten p. 558, 5. Aufl., Springer-Verlag, Berlin—Heidelberg—New York 1970.

Schuster, F., R. Eberl und H. Altmann: Die Goldbehandlung der Rheumatoidarthritis. Z. Rheumaforsch. 29 (1970) 193.

Speck, B., Th. Schneider, U. Gerber und S. Moeschlin: Experimentelle Untersuchungen über den Wirkungsmechanismus von Benzol auf das Knochenmark an Kaninchen. Schweiz. med. Wschr. 96 (1966) 1274.

Speck, B., und M. Kissling: A comparative toxicologie evaluation of benzene toluene and xylene. XIII. Int. Congr. of Haemat. Abstract Volume. J. F. Lehmann Verlag, München 1970.

Sperling, J. L.: Adverse reactions with long-term use of phenylbutazone and oxyphenbutazone. Lancet. 1969/II, 535.

Stacher, A.: Antineoplastische Chemotherapie. In: Klin. Pharmakologie u. Pharmakotherapie. Hsgb.: H. P. Kuemmerle, E. R. Garrett, K. H. Spitzy. Urban und Schwarzenberg, München—Berlin—Wien 1971.

Steffen, C.: Allgemeine und experimentelle Immunologie und Immunpathologie sowie ihre klinische Anwendung. Georg Thieme Verlag, Stuttgart 1968.

Stieglitz, R.: Wann und in welchen Abständen ist die Blutbildkontrolle bei Chloramphenicol-Therapie notwendig? Dtsch. Ges.wesen 26 (1971) 1622.

Stieglitz, R., W. Schüttmann, H. Stobbe, H. Herrmann und U. I. Schmidt: Zum Pathomechanismus von Panmyelophthisen durch das Insektizid Lindan. Folia Haemat. 91 (1969) 293.

Stieglitz, R., H. Stobbe und W. Schüttmann: Knochenmarkschäden nach beruflicher Einwirkung des Insektizids gamma-Hexachlorcyclohexan (Lindan). Acta Haemat. 38 (1967) 337.

Stieglitz, R., H. Stobbe und W. Schüttmann: Leukosen durch Benzol. Arch. Geschwulstforsch. 44 (1974) 145.

Stieglitz, R., W. Gibel, W. Werner und H. Stobbe: Experimental study on haematotoxic and leukaemogenic effects of trichlorophone and dimethoate. Acta Haemat. 52 (1974) 70.

Stobbe, H., und V. Börgers: Vorschläge für ein effektives hämatologisches Laboratoriumsprogramm unter der Goldbehandlung der Rheumatoidarthritis. Z. Rheumaforschung (in Vorbereitung).

Stobbe, H., und R. Ihle: Clinical and cytomorphological findings in preleukaemic states and leukaemias due to benzene. 3rd Int. Meeting of the Eur. a. Afric. Div. Int. Soc. Haemat. London 1975.

Stobbe, H., und R. Ihle: Präleukämien und Leukämien durch berufsbedingte Schadstoffeinwirkungen. In: Erkrankungen der Myelopoese. Hsgb. Stacher A. und Höcker P., Urban u. Schwarzenberg, München—Berlin—Wien 1976, p. 160.

Stobbe, H., und R. Stieglitz: Grundsätzliches zur Problematik berufsbedingter Leukosen. Arch. Geschwulstforsch. 44 (1974) 11.

Suhrland, L. G., und A. S. Weisberger: Delayed clearance of chloramphenicol from serum in patients with hematologic toxicity. Blood 34 (1969) 466.

THUMB, N., W. EIBL, W. VORMITTAG und P. MICHALEK: Medikamentöse Behandlung der chronischen Polyarthritis. Wien Klin. Wschr. 83 (1971) 321.

TRNAVSKY, K., P. SCHULZ und S. SITAU: Medikamentöse Behandlung der Rheumatoidarthritis. Z. Rheumat 33 (1974) 138.

VACHTENHEIM, H., S. VALNICEK, V. SMID und M. SALAC: Die Beziehungen zwischen der primär-chronischen Polyarthritis und den systematischen Lupus Erythematodes. Z. ges. inn. Med. 15 (1960) 417.

VIGLIANI, E. C., und A. FORNI: Benzene and leukemia. New. Engl. J. Med. 271 (1964) 872.

med. Ass. 208 (1969) 2045.

WALLERSTEIN, R. O., P. K. CONDIT, C. K. KASPER, J. W. BLOWN und F. R. MORRISON: Statewide study of chloramphenicol therapy and fatal aplastic anemia. J. Amer.

WOHLENBERG, H.: Ist die Furcht einer Knochenmarkschädigenden Wirkung von Chloramphenicol unbegründet? Dtsch. med. Wschr. 94 (1969) 2240.

YUNIS, A. A., und G. R. BLOOMBERG: Chloramphenicol toxicity: Clinical features and pathogenesis. Progr. Hemat. 4 (1964) 138.

YUNIS, A. A.: Drug-induced bone marrow injury. Advanc. intern. Med. 15 (1969) 357.

ZASTROW, J.: Erythroleukose nach Chloramphenicolbehandlung. Dtsch. Ges.wesen 30 (1975) 1169.

Karl Hecht

# Zu Problemen der Chronobiologie und der Chronomedizin

## *Einleitung*

„In der Welt existiert nichts als die sich bewegende Materie und die sich bewegende Materie kann sich nicht anders bewegen als im Raum und in der Zeit. Die menschlichen Vorstellungen von Raum und Zeit sind relativ, doch setzt sich aus diesen relativen Vorstellungen die absolute Wahrheit zusammen, diese relativen Vorstellungen bewegen sich in ihrer Entwicklung in Richtung der absoluten Wahrheit, nähern sich dieser. Die Veränderlichkeit der menschlichen Vorstellungen von Raum und Zeit widerlegt die objektive Realität dieser beiden ebensowenig, wie die Veränderlichkeit der wissenschaftlichen Kenntnisse von der Struktur und den Formen der Bewegungen der Materie die objektive Realität der Außenwelt widerlegt." Dieses Zitat von Lenin [1] zeigt uns:

Raum und Zeit sind Existenzformen der sich bewegenden Materie, deren dialektische Natur in ihrer Widersprüchlichkeit ausgedrückt wird. Das widersprüchliche Wesen von Raum und Zeit zeigt sich in der Einheit des Absoluten und Relativen, des Endlichen und Unendlichen sowie des Stetigen und Diskreten.

Diese allgemeinen Gesetzmäßigkeiten haben auch für den speziellen Bereich der Biologie und Medizin volle Gültigkeit.

## *Zur räumlich-zeitlichen Organisation der Funktionen des Zentralnervensystems*

Der Organismus, insbesondere der der hochentwickelten Säuger, einschließlich des Menschen, bewegt sich als Ganzes nicht nur in den vierdimensionalen raum-zeitlichen Umweltverhältnissen, sondern ist selbst ein raum-zeitlich gegliedertes Objekt, das durch die Informations-Verarbeitungsmechanismen des Gehirns die Fähigkeit besitzt, die objektiv existierenden Raum-Zeit-Dimensionen widerzuspiegeln. Als höchstentwickelte Materie verfügt das Gehirn der hochentwickelten Lebewesen mit seinem funktionellen Nervensystem über eine spezifische Raum-Zeit-Struktur und sichert auf diese Weise die Wechselbeziehungen zwischen Organismus und Umwelt. Jeder Informationsfluß aus dem äußeren und inneren Milieu des Organismus erfolgt über die Rezeptoren und afferenten Leitungsbahnen zum Zentralnervensystem in raum-zeitlicher Anordnung. Der Transformationsprozeß am Rezeptor ist durch die Kodierung einer Information bei nur einem Freiheitsgrad, d. h. durch die zeitliche Dichte der aufeinanderfolgenden Nervenimpulse (zeitliche Impulsintervalle) gekennzeichnet. Der hochorganisierte lebende Organismus wird im Verlaufe seines Lebens nicht nur mit einem zufälligen Informationsfluß konfrontiert, sondern auch von determinierten Reizmustern. Diese spiegeln sich in raum-zeitlichen Anordnungen in den dynamisch-stereotypen zentralnervalen Funktionsabläufen wider und werden im Gehirn auf der Grundlage des „funktionellen Neuronennetzes" (Rüdiger [2]) modelliert. Der dynamisch-stereotype Algorithmus des ZNS ist ohne die Wechselbeziehung zwischen den Prinzipien der Einheit von Struktur und Funktion und dem der Einheit von Raum und Zeit nicht denkbar. Das Wesen dieses zentralnervalen Algorithmus brachte I. P. Pawlow [3] in dem Begriff „funktionelles Hirnrindenmosaik" zum Ausdruck. Das tiefere Eindringen in die raum-zeitlichen Abläufe im Gehirn ermöglichen eine realere Widerspiegelung der Raum-Zeit-Beziehungen der Umwelt und somit ein besseres Beherrschen der Adaptation des Organismus an die raum-zeitlich organisierte Umwelt, denn die richtige Widerspiegelung der Gegenstände und Erscheinungen ist unabdingbar mit einer adäquaten Widerspiegelung ihrer raum-zeitlichen Parameter verbunden.

Diese Feststellung möchten wir ganz besonders hervorheben, weil die als Einheit objektiv existierenden raum-zeitlichen Beziehungen in der biologischen und medizinischen Forschung sowie in der Praxis solcher Wissenschaftszweige, die das Nervensystem als Gegenstand ihrer Betrachtungsweise haben, wie z. B. die Neurophysiologie, Psychologie, Neuropathologie, Neurochemie, Neurologie und Psychiatrie, nicht immer die ihnen gebührende Aufmerksamkeit erhalten. Durch elektrophysiologische, chirurgische und chemische Methoden wurde in der neurophysiologischen Forschung das räumliche Zuordnungsprinzip gewöhnlich stark betont und die zeitliche Komponente weitgehend vernachlässigt. So verweist Rubinstein [4] darauf, daß das Zeitproblem in der Psychologie bedauerlicherweise noch nicht genügend erforscht ist. In kritischen Bemerkungen von D. Denny-Brown [5] und W. Rüdiger [2] wird festgestellt, daß der weitverbreitetste Grundsatz der Hirnphysiologie, Funktionen erst einmal in den einzelnen Hirngebieten unterzubringen, vom Studium der Funktion selbst ablenkt. Die Vernachlässigung der Zeitkomponente beim Studium zentralnervaler Prozesse wird nicht selten mit dem Hinweis auf die Einheit von Struktur und Funktion sowie mit der Auffassung, daß die Gehirnfunktion nicht ohne ein materielles Substrat ablaufen kann, begründet. Das materielle Substrat wird in solchen Fällen einseitig mit Gehirnlokalisation (Struktur), d. h. mit dem dreidimensionalen Neuronennetz identifiziert. Es wird dabei nicht beachtet, daß das funktionelle Neuronennetz vierdimensional und auch von der Zeit abhängig ist. Sollte es noch unbedingt eines Beweises für den materiellen Charakter der Zeit bedürfen, so erbrachte ihn I. P. Pawlow [6] mit der Entdeckung des „bedingten Reflexes auf Zeit". Denn wenn man bei einem Versuchstier oder einer Versuchsperson einen bedingten Reflex auf Zeit ebenso ausarbeiten kann, wie einen bedingten Reflex auf optische und akustische Signale, dann muß die Zeit wie diese als objektive Wirklichkeit auf das ZNS einwirken. I. P. Pawlow führte die Möglichkeit zur Ausarbeitung des bedingten Reflexes auf die Zeit auf die „zahlreichen Schwankungen der Umwelt und der Innenwelt des Organismus" zurück, „von denen sich jede in ganz bestimmten Zuständen der Nervenzellen der Großhirnrinde widerspiegelt".

## *Zur Widerspiegelung von Umweltrhythmen durch das Zentralnervensystem*

In der Widerspiegelung raum-zeitlicher Umweltprozesse sowie in entsprechenden adäquaten Adaptationsvorgängen spielen zyklische Abläufe von Funktionen eine außerordentlich wichtige Rolle.

Die normale Lebenstätigkeit von Mensch und Tier ist durch einen periodischen Wechsel von Aktivität und Ruhe, von Schlaf und Wachsein, von Nahrungsaufnahme und Nahrungsverwertung usw. geprägt.

Der zyklische Verlauf von Körperfunktionen gehört als ein Ausdruck der raum-zeitlichen Organisierung eines Organismus zu den Grundeigenschaften des Lebens. In der Evolution sind offensichtlich nur jene Lebewesen selektiert worden, deren Funktionen zyklisch verliefen. Pawlow [7] verwies bereits auf die Bedeutung periodischer Prozesse der Hirntätigkeit und bemerkte, daß eine „rhythmische Tätigkeit besonders leicht und vorteilhaft ist". [7] „Der Sinn der Zirkularität ist ganz offensichtlich. Es ist natürlich ein Angleichen der inneren Mittel des Tieres an das äußere Milieu". (Pawlow [8])

In der Tat, wir leben in einem engen Kontakt mit den Rhythmen unserer Umgebung, die zahlreicher sind, als wir uns das vorstellen. In unserem täglichen Leben gehen wir viele Synchronisationen mit Umweltrhythmen ein. So ist allgemein die Zeitgeberfunktion als Tag-Nacht-Rhythmus bekannt, wobei dem Licht eine außerordentliche Rolle zugesprochen wird. Des weiteren können uns jahreszeitliche Schwankungen beeinflussen, wie es auch die Luftionisation und der Erdmagnetismus vermögen [9, 10].

Das System der Erdoberfläche—Ionosphäre besitzt Wellenleiter-Eigenwerte im VLF-Gebiet (very low frequencies) von 1—100 KHz [11] die durch elektrische Entladungen in der Troposphäre (Gewitter und Mikrogewitter) angeregt werden. Die Angriffsflächen für die Atmospherics (Wetter, Klimawechselerscheinungen zwischen Bereichen verschiedener Bodenleitfähigkeit und Orographie) sollen von der Synapsenspalte im Rezeptorkomplex gegeben sein, da der Relaxionsbereich der K-Na-Pumpe an den Synapsenspalten im VLF-Gebiet liegen [12]. Mit dem Vordringen des Menschen in kosmische, d. h. außerirdische Bedingungen, ergeben sich hinsichtlich der Widerspiegelung der Raum-Zeit-Relation durch das menschliche Gehirn neue Probleme. Zunächst muß beachtet werden, daß sich alle Lebewesen der Erde unter dem ständigen Einfluß zahlreicher spezifisch irdischer Faktoren entwickelt haben. Dazu gehören die Atmosphäre der Erde, die Gezeiten, Tages-Lunar- und Jahresperiodik sowie die der Erde eigenen Magnet- und Gravitationsfelder. Diese Faktoren haben Strukturen und Funktionen der Lebewesen bestimmt und somit auch die physiologischen Mechanismen des Gehirns, die die Widerspiegelung der Umwelt einschließlich der raum-zeitlichen Beziehungen ermöglichen. Wir müssen also feststellen, daß alle Mechanismen zur Raum-Zeitwahrnehmung im Verlaufe der Evolution unter spezifisch-irdischen Verhältnissen entstanden sind und sich diesen angepaßt haben.

Lenin bezog zu dieser Problematik folgenden Standpunkt: „Wenn die Zeit- und Raumempfindungen dem Menschen eine biologisch-zweckmäßige Orientierung geben können, so ausschließlich unter der Bedingung, daß diese Empfindungen die objektive Reaktivität außerhalb des Menschen widerspiegeln. Der Mensch würde sich nicht biologisch einer Umgebung anpassen können, wenn seine Empfindungen ihm nicht eine objektiv richtige Vorstellung von dieser Umgebung gäben.“ [13]

## *Zum gesellschaftlichen Charakter des Raum-Zeitproblems*

Das Raum-Zeitproblem hat für den Menschen neben dem biologischen auch den wichtigen gesellschaftlichen Aspekt, denn die menschliche Wahrnehmung als bewußter Akt ist historisch bedingt. „Die sinnliche Wahrnehmung des Menschen ist nicht nur ein sensorischer Akt, der durch die physiologische Natur der Rezeptoren bedingt ist; sie ist nur ein relativ unmittelbarer Akt des Erkennens der Welt durch den historischen Menschen“ [14]. In der historischen Entwicklung des Menschen wurden durch die gesellschaftliche Tätigkeit neue Formen des gegenständlichen Seins und somit des gegenständlichen Bewußtseins erzeugt. „Die Sinne des gesellschaftlichen Menschen sind andere als beim nicht gesellschaftlichen; erst dank dem (gegenständlich) objektiv entfalteten Reichtum des menschlichen Wesens wird der Reichtum der subjektiven menschlichen

Empfindungsfähigkeit erzielt; es entwickelt sich die Menschlichkeit der Sinnesorgane; es entstehen erst dank dem Sein seine Gegenstände, dank der vermenschlichten Natur“ [15].

Somit erhielt auch das Raum-Zeit-Verhältnis gesellschaftlichen Charakter. Der Mensch ist daher nicht nur ein räumlich-zeitlich gegliedertes Lebewesen, welches die raum-zeitliche Umwelt widerzuspiegeln vermag, sondern er kann auch auf die raum-zeitliche Umwelt bewußt Einfluß nehmen. Das heißt, dem Menschen ist es möglich, viele der in seiner Umwelt befindlichen rhythmischen Prozesse, die auch aus dem sozialen, dem gesellschaftlichen Bereich kommen können, bewußt zu beeinflussen und zu beherrschen. Der Mensch kann Taktgeber der Umwelt bewußt und zielstrebig einsetzen, z. B. in Form eines regelmäßigen, also rhythmischen Arbeits- oder Lebensablaufes, der Schichtarbeit, des Pausensystems usw. [16, 17].

### Chronobiologie

Unter Chronobiologie verstehen wir die Disziplin der Biologie, die sich mit den Beziehungen und Zusammenhängen von zyklischen Körperfunktionen sowie deren Wechselbeziehungen zu den vielfältigen zyklischen Einflüssen der Umwelt beschäftigen. Der Sinn und Zweck zyklischer Abläufe von Lebensprozessen (in der Litratur auch als Biorhythmen oder Periodizitäten biologischer

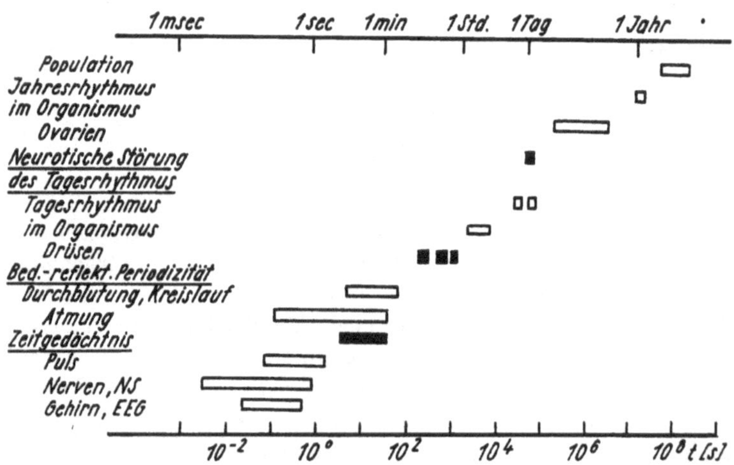


Abb. 1 Die Systematisierung der in höher entwickelten Organismen vorkommenden Periodizitäten aus dem von Aschoff aufgestellten und von uns nach eigenen Untersuchungen ergänzten Schema

Vorgänge bezeichnet und mit einem Frequenzspektrum von $10^{-4}$ bis $10^{8}$ Sekunden ausgewiesen) besteht in der Gewährleistung der Adaptation an die sich ständig stochastisch und rhythmisch veränderten Umweltbedingungen. (Abb. 1—2, Tab. 1)

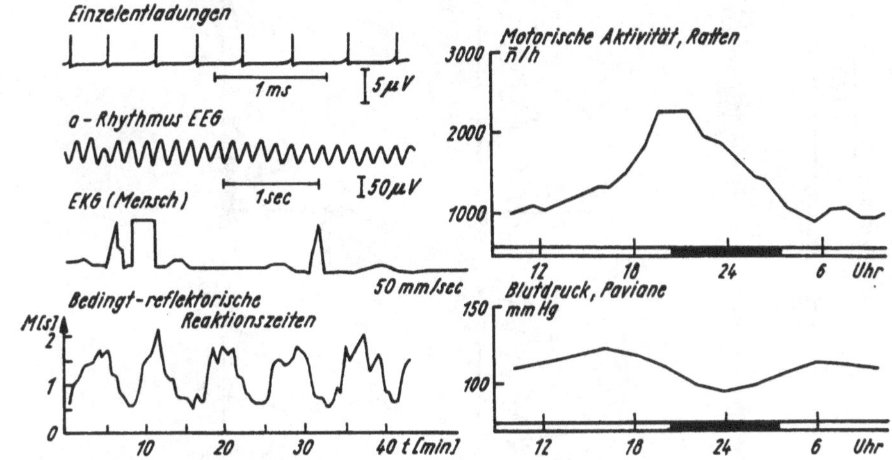


Abb. 2 Beispiele bekannter biologischer Periodizitäten

Tabelle 1
Nomenklatur circametrischer Perioden in Anlehnung an Halberg und Mitarbeiter [Acta Endocrin. suppl. (103. 1. 1965)]

| Bezeichnung | Lateinische Ableitung | Spektralbereich der Periodenlängen |
|---|---|---|
| Ultradian | ultra = jenseits<br>dies = Tag | 1—20 Stunden |
| Circadian | circa = ungefähr<br>dies = Tag | 20—28 Stunden |
| Infradian | infra = innerhalb<br>dies = Tag | 1.66—5 Tage |
| Circaseptan | circa = ungefähr<br>septem = sieben | 6— 8 Tage |
| Circavigintan | circa = ungefähr<br>viginti = zwanzig | 17—23 Tage |
| Circatrigintan | circa = ungefähr<br>triginta = dreißig | ungefähr 30 Tage |
| Circaanual | circa = ungefähr<br>annus = Jahr | ungefähr 365 Tage |

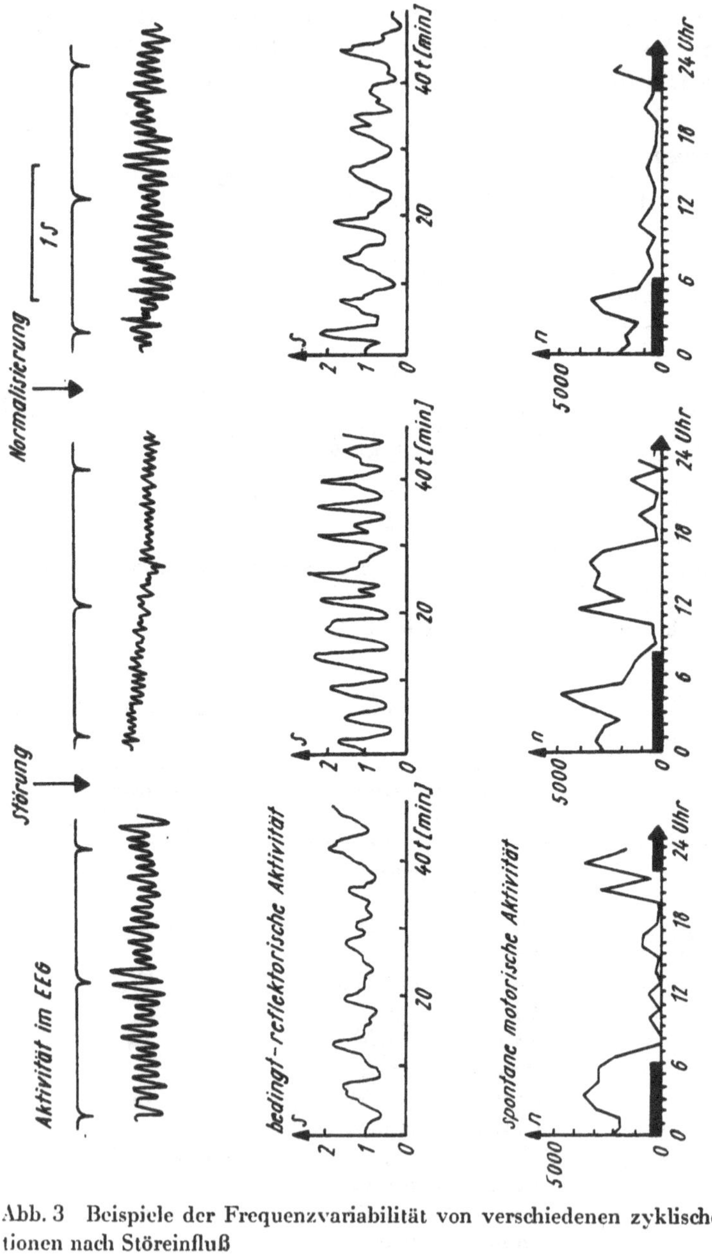


Abb. 3 Beispiele der Frequenzvariabilität von verschiedenen zyklischen Körperfunktionen nach Störeinfluß

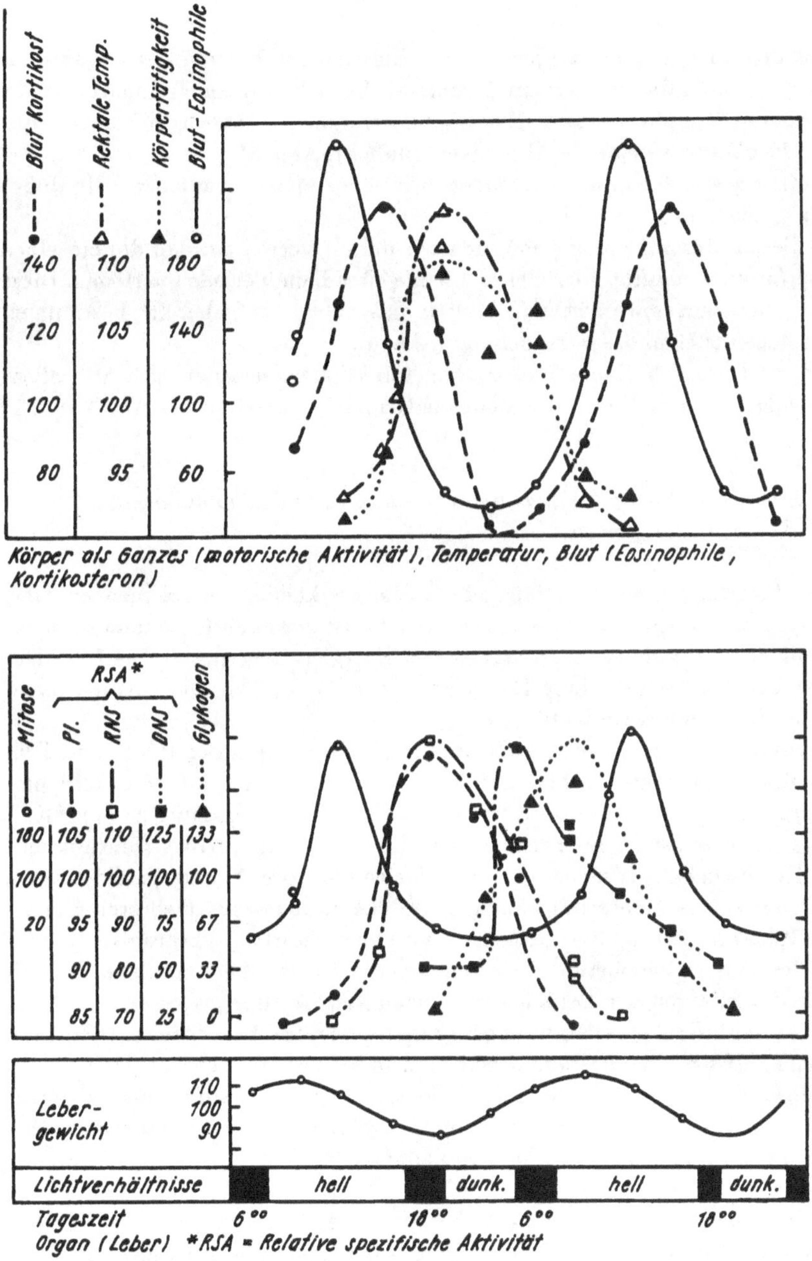


Abb. 4 Diane Phasenkarte der Maus (nach HALBERG)

Aus diesem Grunde unterliegen die zyklischen Funktionen des Organismus einer außerordentlich intensiven Dynamik, die sich u. a. in Frequenzveränderungen und Kopplungs- bzw. Entkopplungsvorgängen innerhalb der verschiedenen Funktionssysteme des Organismus äußern (Abb. 3).

Umfangreiche Kenntnisse besitzen wir über den circadianen Rhythmus (circa – ungefähr; dies = Tag).

In diesem Zusammenhang möchten wir darauf verweisen, daß die einzelnen Körperfunktionen nicht über gleichlaufende circadiane Perioden verfügen. Diese stehen vielmehr, entsprechend ihrer funktionellen Aufgabe, in bestimmten Phasenlagen zueinander in Beziehung (Abb. 4).

Die zyklischen Verläufe biologischer Funktionen zeichnen sich vor allem durch folgende, eine Einheit darstellende Grundeigenschaften aus.

### *1. Ökonomischer Energieaustausch des Organismus im Adaptationsprozeß an die Umweltbedingungen*

Der dauernd periodisch erfolgende Austausch kleiner Energiemengen bzw. das rhythmische Schwingenlassen von Massen, ist gewöhnlich ökonomischer als die stoßweise arhythmische Entladung von Energiespeichern bzw. die Beschleunigung der Massen aus ihrer Ruhelage heraus [7, 8, 18]. Die nachfolgenden Beispiele können das verdeutlichen.

Rhythmische Prozesse wurden z. B. bei der Regulation der RNA- und Proteinsynthese bei Bakterien beachtet. Wird z. B. die RNA-Synthese des Tryptophanoperons von E. coli durch Zugabe von 3-Indolylpropionsäure zu einer Kultur induziert, so ist zu beobachten, daß die betreffende mRNA synchron mit einer Geschwindigkeit von etwa 1000 Nucleotiden pro Minute gebildet wird. Die Dauer der Synthese des gesamten mRNA-Stranges aus mehreren Einzelgenen (Cistrons) beträgt 6–7 Minuten. Wird eine derartige synchronisierte Synthese des Tryptophanoperons über eine längere Zeit unterhalten, dann ist nach jeweils 3,5 Minuten der Beginn eines neuen mRNA-Stranges zu sehen. Dabei folgt das zeitliche Nacheinander der Synthese der drei verschiedenen Enzyme an dem mRNA-Strang der räumlichen Anordnung der drei Cistrone. [19]

Schließlich sei noch erwähnt, daß die Erneuerung der verschiedenen Struktur- und Funktionseinheiten lebender Systeme regelmäßigen Zyklen unterliegt. Das betrifft im Grunde genommen alle Regulationsebenen eines Organismus von der molekularen bis zur Ganzheitsregulation, z. B. die Synthese und den Abbau von Makromolekülen wie RHA und Proteine, die Entstehung von Zellorganellen, das Wachstum und die Teilung von Zellen sowie die Entwicklung, Fortpflanzung und das Altern von Vielzellern einschließlich der Säuger [20].

## 2. Die Fähigkeit zur Synchronisation

Diese ist sowohl von zyklischen Teilprozessen des Organismus untereinander als auch von zyklischen Teil- und Ganzheitsprozessen des Organismus mit zyklischen Umweltprozessen (Taktgeber) als Grundlage von Adaptationsprozessen ausgewiesen. So wurde z. B. bei Mitochondrien aus verschiedenen Geweben eine Kopplung von rhythmischen Abläufen in Enzymsystemen und Membraneigenschaften festgestellt. Dieser Prozeß spielt sich wie folgt ab: Fließen Kombinationen in das Mitochondrium ein, dann werden Wasserstoffionen nach außen abgegeben und umgekehrt. Gemeinsam mit den rhythmischen Ionenbewegungen und Volumenänderungen geht eine rhythmische Veränderung des Redoxzustandes der Atmungskettenenzyme und der $O_2$-Aufnahme einher, und zwar im NAD-System in gleicher Weise wie auch bei den Flavoproteiden und Catechromen. Die Periodenlänge dieser gekoppelten zyklischen Verläufe beträgt etwa 1 Minute [21].

Eine außerordentliche Rolle spielen Kopplungsvorgänge durch Synchronisation periodischer Prozesse in den Funktionen des ZNS. Das beginnt auf zellulärer Regulationsebene im Zusammenspiel der Neuronen, die sich einzeln oder einseitig beeinflussen können. So entstehen die im EEG meßbaren Rhythmen durch Überlagerung von etwa synchron ablaufenden Potentialen im Zellsoma einer Population von Neuronen. Werden die Funktionen der Neuronen durch Pharmaka ausgeschaltet, dann sind im EEG die Rhythmen aufgehoben. Eine Desynchronisation der elektrobiologischen Funktion einer Neuronengruppe des Gehirns kann durch exogene Reize, z. B. durch Lichtblitze herbeigeführt werden. Die auf Synchronisation beruhenden Kopplungsvorgänge in den Gehirnfunktionen scheinen sich in gleicher Weise auch bei höheren zentralnervösen Leistungen, z. B. beim Lernen grundlegender Mechanismen, darstellen. Bei der Ausbildung von bedingten Nahrungsreflexen an Katzen zeigte sich, daß die zur Ausarbeitung des Lernvorganges applizierten Reize (Ton und Fütterung) zunächst eine Desynchronisation der bioelektrischen Aktivität bewirken. Im Falle der völligen Ausbildung des bedingten Nahrungsreflexes, d. h. nach Abschluß des Lernvorganges, zeigen die bioelektrischen Verläufe von bestimmten, an den Lernen beteiligten Regionen des Gehirns eine größere Regelmäßigkeit [22].

Anhand der zerebralen und motorischen Reaktionszeiten des bedingten lokomotorischen Abwehrreflexes an Albinoratten konnten streng zeitabhängige periodische Abläufe mit Periodenlängen im Minutenbereich nachgewiesen werden [23].

Die zerebralen Reaktionszeiten als zeitlicher Ausdruck der zentralnervalen informationsverarbeitenden Prozesse und die motorischen Reaktionszeiten, die den zeitlichen Ablauf des Efferenzintegrals ausweisen, zeigten beim ausgebildeten und gefestigten bedingten Reflexes einen statisch gesicherten parallelen Verlauf. Dieser besteht im Frühstadium des bedingt-reflektorischen Lernprozesses in einem Kopplungsvorgang, wobei die zerebralen Reaktionszeiten nach dem Prinzip des Mitzieheffektes der motorischen Reaktionszeitperiodik ihre Frequenz auferlegen [24].

Wurde der bedingte Reflex durch exogene oder endogene Faktoren gestört bzw. zum Erlöschen gebracht, dann würde die Synchronisation und die Rhythmik dieser Verläufe aufgehoben.

Rhythmische Vorgänge der Umwelt, sogenannte Taktgeber, können sowohl mit Verhaltensweisen des Gesamtorganismus als auch mit Funktionen einzelner Systeme Synchronisationen eingehen. Bekannt sind die circadianen Rhythmen in den verschiedensten Körperfunktionen, die von einem Licht-Dunkel-Wechsel bestimmt werden können. Musikrhythmen können das motorische System (Tanz, Marsch) zum Mitschwingen (Synchronisation) veranlassen. Die rhythmisch-psychomotorische Musiktherapie wird als eine gezielte Behandlung entwicklungsgeschädigter Kinder und Jugendlicher angewendet [25]. Mit Hilfe eines Metronomtickens ist es möglich, die Herzfrequenz zu verlangsamen oder zu beschleunigen [26]. In anderen Untersuchungen konnte ein synchroner Ablauf von Spontanschwankungen der zentralnervalen kortikalen elektrischen Aktivität und des Blutdrucks nachgewiesen werden [27].

### *3. Biologische Grundlage der Zeitregulation*

Die zyklischen Funktionsabläufe geben dem Lebewesen auch die Möglichkeit, verschiedene Zeitintervalle zu messen. Biologische Systeme weisen eine solche zeitliche Gliederung aus, in der Zeiteinheiten in Form von zyklischen Körperfunktionen vorliegen.

Goody, W. und M. Reinhold [28] vertreten die Ansicht, daß die Funktionen des zerebralen Kortex darin bestehen, „Rhythmen der Muster neuronaler Tätigkeit auszusondern, zu differenzieren, zu kondensieren und zu abstrahieren." Goody [29] unterstreicht dieses mit der Feststellung, daß das Wahrnehmungsvermögen der Raum-Zeit-Einteilung von der Nerventätigkeit abhängt und Rüdiger [2] wies darauf hin, daß die Raum-Zeit-Dimension, die wir bei der Widerspiegelung der Umwelt ständig erfahren, ein Pendant in der räumlich-zeitlichen Strukturierung des Zentralnervensystems besitzt." Die unmittelbare physiologische Grundlage der Zeitrechnung eines Organismus wird im stetigen Wechsel von Erregung und Hemmung des Nervensystems gesehen. Pawlow zog in seine Betrachtungen die elementarsten Prozesse einschließlich der Stoffwechselprozesse der Zelle mit ein, was er durch folgendes Postulat zum Ausdruck brachte: ... jede Intensität des erregten Zustandes der Zelle ist in jedem einzelnen Moment ein besonderes Element, das sowohl von allen vorangehenden als auch von allen folgenden Intensitätsabstufungen unterschieden wird. Mit diesen Elementen als Einheiten konnte die Zeit gemessen werden, konnte im Nervensystem jeder ihrer Momente signalisiert werden ... [7]. Es kann hirnmorphologischen Untersuchungen entsprechend angenommen werden, daß der Mensch und alle Säugetiere über keine spezifischen Zeitanalysatoren verfügen. An der Widerspiegelung der Zeit soll ein ganzer Komplex von Analysatoren beteiligt sein. Eine wichtige Rolle soll dabei dem kinästhetischen Analysator zukommen, wobei als motorisches Zeitmaß die Dauer von Bewegungen fungiert, die durch rhythmische Abgemessenheit gekennzeichnet sind, wie etwa die Dauer eines Schrittes. Zu den motorischen Reaktionen, die in der Zeitwahrnehmung eine Rolle spielen, zählte Setschenow vor allem das Gehen. Er nahm an, daß das Gehen Elemente enthält, „die nicht nur für die Bildung der Zahlen in ihrer Bestimmtheit, sondern auch für die Messung von Längen und kleinen Zeitabständen von Bedeutung sind. So zeigt sich bei Spitzensportlern eine feste Verbindung zwischen Geschwindigkeit motorischer Reaktionen und der Schätzung sehr kleiner Zeitabschnitte in hundertstel Sekunden. Geher vermögen auf diese Weise sehr exakt ihr Tempo einzuschätzen und zu kontrollieren. Die rhythmische Abgemessenheit, wie sie von vielen motorischen Reaktionen bekannt ist, ist offensichtlich sehr wichtig für die Zeitorientierung eines Lebewesens.

Emotionen können die Zeitregulierung und -orientierung beeinflussen. Es kann immer wieder festgestellt werden, daß Emotionen den Menschen die Zeit kürzer oder länger erscheinen lassen. So ergaben experimentelle Untersuchungen, daß ein Mensch, der positiven Emotionen unterliegt, Zeitintervalle unterschätzt, der subjektive Zeitablauf ist bei ihm beschleunigt. Bei negativen emotionellen Erlebnissen werden infolge einer subjektiven Verlangsamung des Zeitverlaufs Zeitintervalle überschätzt. Aus dem Grunde können unter Angstsituationen Fehlentscheidungen getroffen werden, weil der Betreffende glaubt, daß eine viel längere Zeit verstrichen ist, als das in Wirklichkeit der Fall ist. Im Zusammenhang mit Flugzeugunfällen sind solche Erscheinungen öfters beobachtet worden. Für die Leitung automatisch ablaufender Produktionsprozesse ist dies ebenfalls von Bedeutung.

Die Zeitwahrnehmung ist von dem Entwicklungsstand des Gehirns abhängig. Wenn I. P. Pawlow zeigen konnte, daß sich Tiere mit einer Genauigkeit bis zu einer Sekunde orientieren können, so läßt sich die Leistung keinesfalls mit der Zeitorientierung des Menschen vergleichen. Die zeitliche Orientierung der Tiere, die sich mit den Periodizitäten vieler biologischer Adaptationsprozesse verbindet, wird sich jedoch immer im Bereich reiner biologischer Lebensvorgänge bewegen. Einen komplizierteren Charakter nehmen die Prozesse der Zeitregulation beim Menschen an, der Denk- und Bewußtseinsprozesse in die Zeitbestimmung einbeziehen kann. „Die Dauer fühlen wir, indem wir bei den kurzdauernden Erscheinungen den Anfang, die Mitte und das Ende unterscheiden. Es gibt aber keinen Menschen, der unmittelbar vom Gefühl her die Dauer von Erscheinungen unterhalb einer Sekunde unterscheiden könnte"; wir denken aber sowohl in Millisekunden, Sekunden und Minuten als auch in Jahren und Jahrzehnten [30].

So, wie sich das Denken im Prozeß der Arbeit innerhalb der gesellschaftlichen Produktion herausbildet, so entwickelte sich in gleicher Weise die Zeitwahrnehmung. „Wenn wir die Entwicklung der zeitlichen Orientierung beim Menschen im Verlaufe des gesellschaftlich-historischen Prozesses verfolgen, dann fällt auf, daß sie sich in unmittelbarem Zusammenhang mit der Arbeit ausbildet. Seinem Wesen nach stellt der ganze historische Entwicklungsgang der zeitlichen Orientierung beim Menschen nichts anderes dar, als den langen Weg der Entwicklung der produktiven Tätigkeit des Menschen, seiner Praxis" [31]. Auf Grund des niedrigen Entwicklungsniveaus lebte der Urmensch „in der Gegenwart". Sein primitiver Produktionsprozeß erforderte keine Voraussicht und es war nicht erforderlich, das in der Vergangenheit Begonnene fortzusetzen.

Die Entwicklung der Produktionskräfte machte es erforderlich, größere Zeitabschnitte zu bestimmen. Er muß Ereignisse der Vergangenheit untersuchen, um die Gegenwart zu sichern und er mußte Zukünftiges vorhersehen, um günstige Zeitpunkte für bestimmte Tätigkeiten festzulegen. Im Laufe der historischen Entwicklung wurden Zeitmaße festgelegt. Schon Aristoteles beschrieb, daß „die Messung der Zeit durch eine Messung von Bewegungen erfolgt und daß die Bewegung durch die Zeit bestimmt wird".

Der Mensch der Gegenwart mißt mit hochempfindlichen Instrumenten die Zeit in Millionstel Sekunden. Gleichzeitig hat er es gelernt, in Jahrhunderten und Jahrtausenden zu denken und Gesetze zu erkennen, die in diesen Zeitperioden wirksam werden. Der gegenwärtig lebende Mensch überschaut nicht nur vergangene Zeiten, sondern auch prognostisch und perspektivische Zeiträume in sehr exakter Weise. Er zieht aus der Vergangenheit entsprechende Schlußfolgerungen und vermag dank seiner sozialen und produktiven Eigenschaften, die in der sozialistischen Gesellschaft neue Qualitäten erlangt haben, seine sichere Zukunft zu bestimmen.

### *Chronomedizin*

Analog zur Chronobiologie verstehen wir unter Chronomedizin jene Disziplin der Medizin, die sich mit den Beziehungen und Zusammenhängen von zyklischen Körperfunktionen sowie deren vielfältigen zyklischen Einflüssen der Umwelt, einschließlich derer, die durch den gesellschaftlichen Charakter und die bewußte Handlungsweise des Menschen bedingt sind, beschäftigen. Mit einer spezifischen Ausrichtung sind in die Chronomedizin, Chronopathologie und Chronotherapie eingeschlossen. Die Chronopathologie befaßt sich mit den Beziehungen und Zusammenhängen der Veränderung zyklischer Körperfunktionen durch exogene und endogen wirkenden Noxen, einschließlich außerordentlicher chronischer Belastungen, wie sie durch den emotionellen Stress gegeben sind. Dabei wird einerseits die Wirkung von Umweltfaktoren auf das zyklische Regulationsgefüge des Organismus und andererseits die Störungen von periodischen Körperfunktionen untersucht.

Ein weitverbreiteter pathologischer Prozeß ist die Desynchronose. Hierbei handelt es sich um ein Erscheinungsbild, das auf Desynchronisation von zeitlichen Taktgebern der Umwelt und zyklisch ablaufenden Körperprozessen bzw. auf die Desynchronisation biorhythmischer Funktionen verschiedener Systeme des Organismus zurückzuführen ist. Eine beispielsweise durch einen interkontinentalen Flug kurzzeitig erfolgende Ortszeitverschiebung um mehrere Stunden führt bei Reisenden zu Befindensstörungen, Kopfschmerzen, Einschränkungen der körperlichen und geistigen Leistungsfähigkeit. Derartige Symptome bilden sich unterschiedlich schnell, gewöhnlich nach 6–12 Tagen, zurück, wenn die Reisenden längere Zeit an diesem Ort verweilen. Ähnliche Erscheinungen äußern sich bei Schichtarbeitern. Es wird immer wieder berichtet, daß Nacht- und Schichtarbeiter in einem höheren Prozentsatz über nervöse Beschwerden, z. B. über Kopfschmerzen, über eine depressive Stimmungslage, über erhöhte Reizbarkeit sowie über Appetitstörungen, Magenbeschwerden und Herz-Kreislauferkrankungen klagen. Auf Probleme der Schichtarbeit werden wir später noch eingehen.

Die Chronotherapie hat die Aufgabe, gestörte zeitliche Beziehungen des Organismus mittels Medikament bzw. physiotherapeutischer und psychotherapeutischer Maßnahmen wieder herzustellen bzw. die Wirkungsabhängigkeit vom Phasengang periodisch ablaufender Körperfunktionen zu nutzen und eine Optimierung der Behandlung zu erreichen.

Sowohl im Rahmen der Chronopathologie als auch der Chronotherapie werden prophylaktische Aspekte mit berücksichtigt. Das Spektrum der Chronomedizin ist sehr breit und es kann hier nur auf einige wichtige Komplexe eingegangen werden.

Gegenwärtig spielt in der Chronomedizin, wahrscheinlich infolge seiner praktischen Bedeutung, der circadiane Rhythmus eine dominierende Rolle.

Die circadian rhythmischen Funktionsverläufe entwickeln sich in den ersten Lebenswochen bzw. Monaten eines Kindes. Nach Meinung von Aschoff [32] und Halberg [33—34] entstehen die circadianen Rhythmen auf der Grundlage eines Systems „vererbter selbsterregter Oszillatoren mit hierarchischer Ordnung durch exogene Zeitgeber, d. h. durch soziale, optische, akustische, thermische u. a. Umwelteinflüsse. Als starke Zeitgeber erwiesen sich beim Menschen das Licht und soziale Faktoren.

Nach der Geburt vollzieht sich der Einschwingungsvorgang zum circadianen Rhythmus in der Weise, daß die endogene Periodik durch Zeitgeber so verändert wird, daß sie phasengleich mit der exogenen Periodik des Zeitgebers verläuft.

In der Abbildung 5 ist der Einschwingungsvorgang zum circadianen Rhythmus des elektrischen Hautwiderstandes von Säuglingen dargestellt. Die ersten Anzeichen einer circadianen Periodik treten im Alter von 6—18 Wochen auf. Die völlige Ausbildung wird im Laufe des ersten Lebensjahres abgeschlossen, wie es Untersuchungen von Hellbrügge u. Mitarbeiter [35] zeigten. (Abb. 5, Tab. 2)

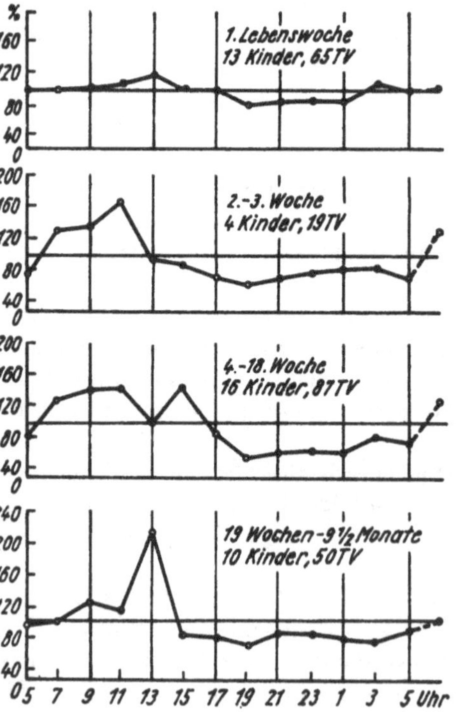


Abb. 5 Entwicklung einer circadianen 24-Stundenperiodik des elektrischen Hautwiderstandes in den ersten Lebenswochen nach Hellbrügge. TV = Tagesverläufe

Tabelle 2
Lebensalter beim erstmaligen Auftreten von signifikanten Tag-Nacht-Unterschieden physiologischer Funktionen nach Hellbrügge und Mitarbeiter
[Ann. N.Y. Acad. Sci. 117, 361 (1964)]

| Körperfunktionen | Signifikante Tag-Nacht-Unterschiede |
|---|---|
| Elektrischer Hautwiderstand | 1. Woche |
| Schlafen und Wachen | 2.– 3. Woche |
| Körpertemperatur | 2.– 3. Woche |
| Pulsfrequenz | 4.–20. Woche |
| Ausscheidungen von: | |
| Urin | 4.–20. Woche |
| Natrium | 4.–20. Woche |
| Kalium | 4.–20. Woche |
| Phosphat | 16.–22. Monat |
| Kreatin | 16.–22. Monat |

So wie es an diesem Beispiel demonstriert werden konnte, so vollzieht sich bei allen Funktionsgrößen des Organismus die Entwicklung einer circadianen Periodik, die offensichtlich auf der Grundlage des Mechanismus des bedingten Reflexes auf Zeit im Sinne von I. P. Pawlow zustande kommt.

Im Schulkindalter haben sich die einzelnen Körperfunktionen in die 24-Stundenperiodik eingeschwungen. (Abb. 6) Beachtenswert ist der Verlauf der Rechengeschwindigkeit. Zwischen 12 und 14 Uhr ist ein starker Leistungsabfall zu verzeichnen. Bei dem zu dieser Zeit stattfindenden Unterricht müssen sich die Schüler nach Auffassung von Hellbrügge und Mitarb. [36] erheblich mehr anstrengen, um die gestellten Aufgaben lösen zu können. Das kann entweder zum Leistungsabfall, wie in dem Diagramm der Abb. 6 gezeigt wird oder zu einer Überbeanspruchung des Schülers führen. Dieser Erscheinung ist z. B. durch Verlegen der Unterrichtspause oder des Sportunterrichtes in diese Zeit zu begegnen. Dieser circadiane Verlauf der geistigen Leistungsfähigkeit ist ein Beispiel für die Rolle des sozialen Faktors, nämlich der Lebensweise der Kinder, als Taktgeber der Umwelt.

### *Circadianer Rhythmus und Schichtarbeit*

Der heutige Entwicklungsstand der Gesellschaft und der Technik ist unmittelbar mit der Forderung zur Nacht- und Schichtarbeit verbunden.

Es ist die Meinung weit verbreitet, daß die Schichtarbeit, insbesondere die Nachtschichtarbeit gesundheitsschädlich ist.

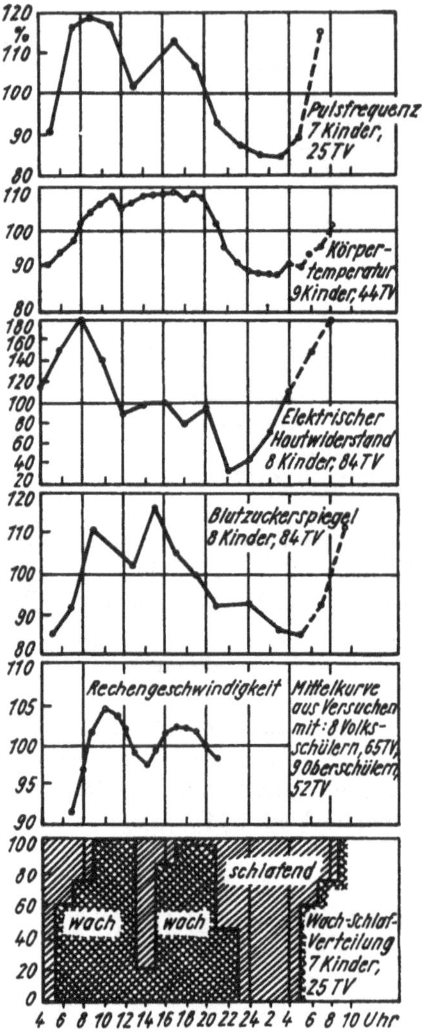


Abb. 6 Circadianer Phasengang einiger physiologischer Funktionen im Schulalter nach Hellbrügge und Rutenfranz. TV = Tagesverläufe

*Welche wissenschaftliche Erkenntnis gibt es?*

Abwesenheit auf Grund von Krankheit tritt nach Anonsen [37] und Taylor [38] bei Schichtarbeitern seltener auf als bei Tagesarbeitern. Das gleiche gilt auch für die Sterblichkeitsraten, die bei Schichtarbeitern niedriger lagen oder sich überhaupt nicht von denen der Tagesarbeiter unterschieden (THIELS-EVENSEN [39]).

Bezüglich Erkrankungen bzw. Symptomen wurden am häufigsten solche des Magen- und Darmtraktes untersucht.

Nach WYATT und MARRIOTT [40] ANDLAUER [41], ENSING [42] u. a. traten die Störungen der Funktionen bei Schichtarbeitern öfter als in Kontrollgruppen auf.

Andere Untersucher konnten dagegen keine Unterschiede zwischen 3-Schichtarbeitern und Kontrollgruppen finden [43, 44].

In einigen Studien z. B. bei ANDERSON [45] wurden nervöse Störungen unter Schichtarbeitern häufiger als bei Tagesarbeitern gefunden. Andere wiederum haben diesbezüglich keine Unterschiede finden können (ANONSEN [37]).

Interessant ist eine Untersuchung von BOLINDER und OHLSTRÖM [46] in Schweden. Sie sahen Zusammenhänge zwischen subjektiv „empfundenen" Stress bei Arbeitsbeginn der Schichtarbeit und nervösen Störungen. Das heißt jene Versuchspersonen, die Schichtarbeit oder unregelmäßigen Arbeitsbeginn als Stressoren ansahen, hatten auch mehr Störungen der psychosomatischen Regulationsprozesse zu verzeichnen. Diese wenigen Beispiele zeigen, daß es zwar einerseits Stimmen gibt, die auf ein Gesundheitsrisiko der Schichtarbeit hinweisen, daß aber insgesamt gesehen heutzutage noch keine sichere Antwort auf diese Frage gegeben werden kann.

### *Was sagt uns das tierexperimentelle Modell?*

Untersuchungen in unserem Institut [47], die durch ein künstliches Hell-Dunkel-Tagesregime (16 : 8 Stunden) an Albinoratten, den Umstellungsrhythmus analog zur Schichtarbeit modellierten, ergaben an den getesteten Parametern Blutdruck und bedingten Reflex folgende Ergebnisse (Abb. 7—10):

Wurde der Anfang der Dunkel- bzw. Hellphase entweder alle $3^1/_2$ oder 7 oder 21 Tage regelmäßig um jeweils 8 Stunden verschoben, so ergab sich in den ersten 4 Wochen eine Labilität der Blutdruckregulation, die sich danach wieder auf einen normalen Prozeß einstellte.

Bedingt reflektorische Lern- und Gedächtnisprozesse zeigten erhöhte Werte an, die auf einen Adaptationsprozeß hinweisen. Auch am Ende der sechsmonatigen Untersuchungszeit waren normale Blutdruck- und zentralnervale Regulationen vorhanden. In einer anderen Versuchsserie wurden die Tiere, die diesen Bedingungen der Verschiebungen des Hell-Dunkel-Regimes unterlagen, mit einem chronischen Stress (Hypokinese) belastet. In einer sechsmonatigen Untersuchungszeit entstand auf diese Weise eine neurotische arterielle Hypertonie.

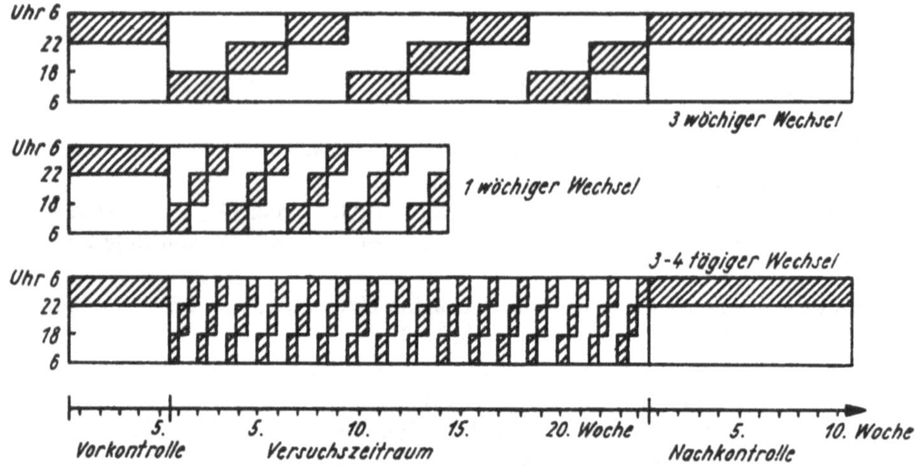


Abb. 7 Schema zur Einteilung des 24-Stundentages in Licht- (weiße Felder) und Dunkelphase (schraffierte Felder) für eine 5wöchige Vorkontrollzeit und 4 Versuchswochen mit wöchentlicher Umstellung des Hell-Dunkel-Regimes

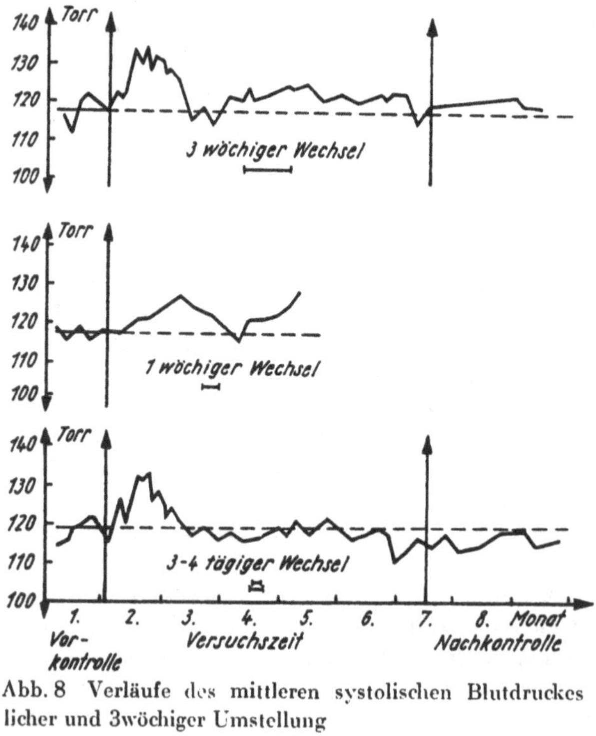


Abb. 8 Verläufe des mittleren systolischen Blutdruckes mit 3—4tägiger, wöchentlicher und 3wöchiger Umstellung

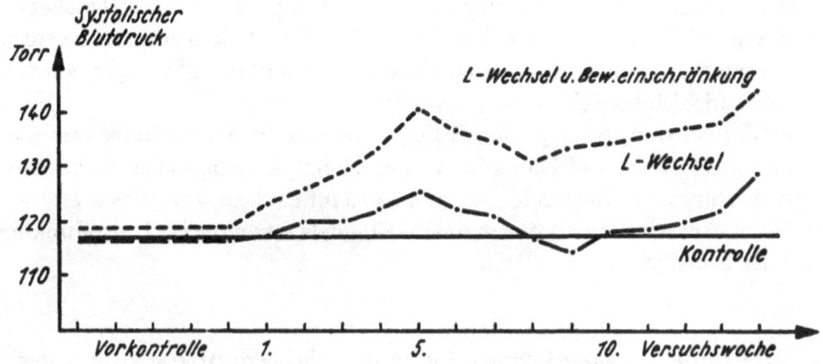


Abb. 9 Verläufe der Mittelwerte des systolischen Blutdrucks mit einem wöchentlichen Wechsel des Hell-Dunkel-Regimes mit und ohne intermittierter Bewegungseinschränkung (Hypokinese-Stress)

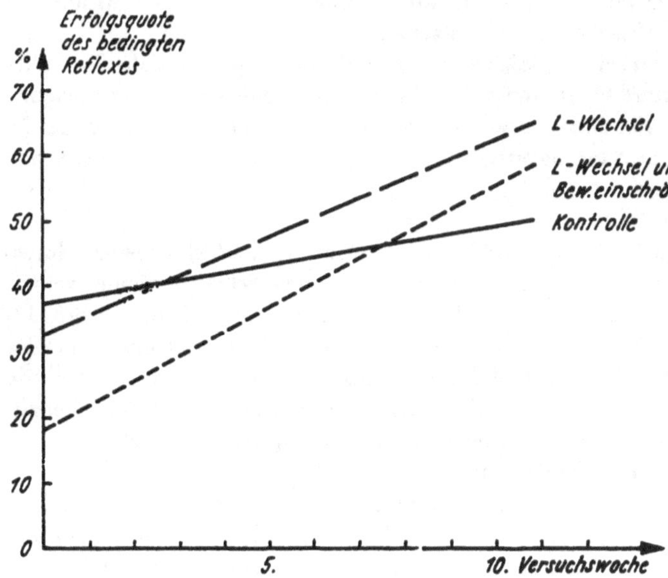


Abb. 10 Regressionsgraden für die Erfolgsquoten eines bedingten lokomotorischen Abwehrreflexes, dessen Festigungsphase in die Zeit der wöchentlichen Umstellung des Hell-Dunkel-Regimes mit bzw. ohne Hypokinesestress fällt

Die Untersuchungen zeigten also, daß eine sich ständig regelmäßig vollziehende Verschiebung im Tagesrhythmus um 8 Stunden Adaptationsprozesse auslöst, d. h. die Versuchstiere gewöhnten sich ohne gesundheitliche Störungen an den modellierten „Schichtbetrieb".

Diesen Ergebnissen zufolge, mobilisiert eine regelmäßige Phasenverschiebung, ganz gleich nach welchem Modus sie erfolgt, Adaptationsmechanismen, die unter bestimmten Umständen sogar Stresseinflüsse zu kompensieren vermögen. Beim Menschen spielt das soziale Gefüge als wesentlicher Umweltfaktor während der Schichtarbeit eine Rolle.

*Welche zusätzliche Faktoren können die Schichtarbeit des Menschen belasten?*

*Soziale Faktoren:* Untersuchungen von Chadwick-Jones [48] zufolge beklagten sich Beschäftigte eines Betriebes darüber, daß die durch Schichtarbeit bedingte Arbeitszeit mit ihren sozialen Aktivitäten außerhalb der Arbeitszeit kollidierten, worunter z. B. besonders ihre Kontakte zu Arbeitskollegen und ihre Teilnahme an Gewerkschafts- und Vereinsveranstaltungen litt.

Störungen in der Sexualität sowie im Familienleben infolge Schichtarbeit konnten Mott und Mitarbeiter [49] feststellen.

Taylor und Mitarbeiter [38] verweisen auf mangelnde soziale Kontakte während der Nachtarbeit (kleinere Arbeitsgruppen, Fehlen von verschiedenen Kommunikationsbeziehungen usw.) sowie über eine größere Arbeitsunzufriedenheit. Hinzu kommt die negative Einstellung der Arbeiter zur Schichtarbeit (Bolinder und Ohlström [46]).

*Schlafdefizit:* Nach Anonsen [37] schläft ein Nachtschichtarbeiter durchschnittlich etwa 6 Stunden. Die daraus resultierenden Schlafprobleme werden z. B. in Schweden als Hauptgründe für Bestrebungen angesehen, die Schichtarbeit aufzugeben. Das Schlafdefizit geht aber auch einher mit einer verminderten Schlafqualität. Die für Erholsamkeit des Schlafes wichtige REM-Phase (Rapid Eye Movement = Traumschlaf) zeigt bei Schichtarbeitern ein Defizit. Nach den im letzten Jahrzehnt gewonnenen Erkenntnissen verfügt der Menschen über einen biphasischen Schlaf.

Einer 90-minütigen sog. orthodoxen Schlafphase folgt eine etwa 20—25-minütige sog. paradoxe oder Traumschlafphase. Die erstere Phase ist durch ein Elektroenzephalogramm mit niedriger Frequenz (3—4 Hz) hoher Amplitude sowie mit eingestreuten sog. Schlafspindeln gekennzeichnet. Das ist das bekannte Hirnstrombild des Schlafes. Deshalb die Bezeichnung orthodoxer Schlaf.

Die zweite Schlafphase zeigt ein Elektroenzephalogramm (EEG), welches dem Wachhirnstrombild ähnlich ist. Zu dieser Zeit erscheinen rhythmische Bewegungen der Augenmuskeln, die Muskeln sind völlig erschlafft und die viszeralen Funktionen, wie z. B. Herzfrequenz, Atmung und Blutdruck, sind erhöht. In dieser Phase ist es außerordentlich schwer, den Schlafenden zu wecken, d. h. er schläft bedeutend tiefer als während des orthodoxen Schlafes. Wird er durch Reize die 3 × so stark sein müssen wie beim Erwecken aus der orthodoxen Schlagphase erweckt, so berichtet er, daß er geträumt hat. Deshalb auch die Bezeichnung Traumschlaf.

Interessant ist, daß nach mehrtägigem Schlafentzug das Schlafdefizit dieser Menschen fast ausschließlich durch den Traumschlaf gedeckt wird. Im Hirnstrombild dieser Menschen liegen in solchen Fällen die Kriterien des Traumschlafes vor. Ist das Schlafdefizit gedeckt, dann ist wieder das 90 zu 20–25 Minutenverhältnis von orthodoxem und paradoxem Schlaf sichtbar.

Alkohol und Barbituierte sollen den paradoxen Schlaf einschränken. Während beim Erwachsenen der paradoxe Schlaf etwa 20–25% der Gesamtschlafdauer beträgt, ist der Anteil beim Kleinkind 50–80%. Entsteht bei Kleinkindern ein Defizit an paradoxem Schlaf, z. B. wenn der wiederholt nachts schreiende Säugling aus erzieherischen oder anderen Gründen die Nahrung verweigert bekommt, so kann das zu neurotischen Störungen führen (Hellbrügge [50]). Soweit uns bekannt ist, wurde der paradoxe Schlaf beim Schichtarbeiter noch nicht untersucht. Möglicherweise ließen sich bei derartigen Untersuchungen Rückschlüsse auf die gesundheitsgefährdenden bzw. gesundheitsfördernden Prozesse beim Schichtarbeiter ziehen. Gleichzeitig ist die Regelmäßigkeit des Auftretens des REM-Schlafes gestört.

*Tempo der Arbeit:* Aus anderen Untersuchungen geht hervor, daß die psychische und physische Leistungsfähigkeit in der Spät- und Nachtschicht herabgesetzt ist, wenn das Fließband das gleiche Tempo hat wie zur Tagesschicht. Dieses ist bisher noch sehr wenig untersucht worden. So geht aus Untersuchungen von Menzel hervor, daß die psychische und physische Leistungsfähigkeit in der Spät- oder Nachtschicht herabgesetzt ist. In vielen Betrieben wird aber z. B. das Fließband auch nachts nach der tageszeitlichen Leistung eingestellt, woraus sich ohne weiteres Überforderungen der Arbeiter ergeben können. Von dem sowjetischen Psychiater A. M. Wein wurde auf die individuell unterschiedlich entwickelten circadianen Funktionsabläufe hingewiesen. Er unterscheidet zwei Rhythmustypen. Bei dem einen wachen die Menschen in den Morgenstunden leicht auf, fühlen sich frisch und erholt und sind in der ersten Tageshälfte zu maximaler Leistung fähig. Sie gehen gewöhnlich früh zu Bett.

Die anderen Rhythmustypen stehen morgens mit Schwierigkeiten auf, das Maximum ihrer Leistungsfähigkeit fällt auf die zweite Tageshälfte und auf die Abendstunden. Prof. Wein schlußfolgert aus diesen Erkenntnissen:

„Im Idealfall müßten sich die Menschen die Art ihrer Tätigkeit und konkrete Arbeit nach den angeführten Besonderheiten ihres Rhythmus auswählen können. Das gibt es in Wirklichkeit leider nicht, und Menschen, die in verschiedenen Schichten arbeiten, setzen nicht selten ihre Hirnapparate schweren Belastungen aus."

*Ernährung:* Die Menge und Art der Nahrung dürfte für die Leistungsfähigkeit des Schichtarbeiters gleichfalls eine Rolle spielen. Folgende Untersuchungen von Halberg [51] weisen darauf hin.

Bei Versuchspersonen, denen die gesamte Tagesration von 2000 Kcal zum Frühstück gegeben wurde, stellte sich die gewünschte Gewichtsreduzierung sehr schnell und intensiv ein. Versuchspersonen einer anderen Gruppe, die ihre Tagesration von 2000 Kcal zur Abendmahlzeit erhielten, hatten dagegen keine Veränderungen ihres Körpergewichtes bzw. sogar eine Gewichtszunahme zu verzeichnen. Halberg führt diese Ergebnisse auf die vom circadianen Rhythmus abhängigen Stoffwechselprozesse des Organismus zurück.

*Zusammenfassend* läßt sich sagen, daß die Schichtarbeit ein vielschichtiges Problem darstellt, welches unter sozialistischen Produktionsbedingungen weitgehendst beherrscht werden könnte:

Zum Beispiel durch Förderung der sozialen Kontakte und der Verbesserung zwischenmenschlicher Beziehungen bei Spät- und Nachtschichtarbeitern, durch Verbesserung der Arbeits- und Lebensbedingungen einschließlich der Schlafbedingungen (Nachtsanatorien) durch nachtschichtgemäßes Arbeitstempo und einer entsprechenden Ernährung.

## *Arbeitsstil, Leitungsstil und Gesundheit*

Zwischen dem Taktgeber-Biorhythmus-Komplex und dem Arbeitsstil bestehen enge Beziehungen, wobei der Rhythmuskomplex sowohl Grundlage als auch Mittel zur Gewährleistung des Arbeitsstils sein kann. (Abb. 11)

Unter Arbeitsstil verstehen wir die von persönlichen Eigenheiten bestimmte Art und Weise, wie ein Mensch seine Tätigkeit ausführt. Er umfaßt die Planung, die Organisation und die Weiterentwicklung des jeweiligen Arbeitsprozesses. Elemente des Arbeitsstils sind u. a.:

Zeitplanung
Prognose
Regelmäßigkeit im Arbeitsprozeß
Ordnung
Proportionierung der zu bewältigenden Aufgaben
Zusammenarbeit mit anderen Kollektivmitgliedern.

| Uhr | Montag | Dienstag | Mittwoch | Donnerstag | Freitag |
|---|---|---|---|---|---|
| 7–8 | Abstimmung mit gesellschaftlichen Organen | Post | Post | Post | Post |
| 8–9 | Post | Rapport vom Direktor für Produktion | Rapport vom Direktor für Technik | Rapport vom Direktor für Ökonomie | Rapport vom Direktor f. Beschaffg. u. Absatz |
| 9–10<br>10–11 | Dienstbesprechung | Zeit für den Direktor für Produktion | Zeit für den Direktor für Technik | Zeit für den Direktor für Ökonomie | Zeit f. d. Direktor für Beschaffung und Absatz |
| 11–12 | | Zeit für den Kaderleiter | Brettbesprechg. in der Konstruktion | Zeit für den Hauptbuchhalter | Zeit für den Leiter der Gütekontrolle |
| 12–13 | maximal | (mit Kadergesprächen) | (Besprechung am Zeichenbrett) | Zeit für den Leiter d. Abt. Org. u. Rechentechnik | Zeit für den Leiter d. Sicherheitsinspektion |
| 13–14 | Post | Post | Post | Post | Post |
| 14–15 | ▤ | Sperrstunde | ▤ | Sperrstunde | ▤ |
| 15–16 | ▤ | (Studium) | ▤ | (Studium) | ▤ |

▤ = Zeit für sonstige Leitungsaufgaben, Betriebsbegehungen, Aussprachen mit Frauen und Jugendlichen, mit Neuerern usw., mit Betriebsangehörigen

Abb. 11 Beispiel einer Zeitplanung eines Direktors (nach Marr)

Ausbildung eines guten Arbeitsstils erfordert natürlich Energie und beharrliches Üben. Eine besondere Form des Arbeitsstils ist der Leitungsstil. Unter Leitungsstil versteht Marr „die subjektive Widerspiegelung der politisch-ideologischen, fachlichen und sozialpsychologischen Erfordernisse bei der Entwicklung der Produktivkräfte und bei der sozialistischen Menschenführung im Bewußtsein der Leiterpersönlichkeit und seine sich daraus ableitende subjektive Verhaltens- und Handlungsweise sowie die angewendeten Methoden zur Vorbereitung, Fällung und Realisierung erforderlicher Entscheidungen." Außer den beim Arbeitsstil angeführten Elementen ist der persönliche Leitungsstil gekennzeichnet,

- der durch die Art und Weise, wie ein Leiter Parteibeschlüsse, Gesetze und Verordnungen der Regierung für seinen Verantwortungsbereich anwendet,
- durch die Festlegung der Wertigkeit und Dringlichkeit der Aufgaben,
- durch den erzieherischen Einfluß auf die Kollektivmitglieder,
- durch die Auswahl adäquater Leitungsmethoden für den jeweiligen gesellschaftlichen Prozeß (ein Betriebsleiter muß andere Leitungsmethoden entwickeln als z. B. der Vorsitzende eines WBA der Nationalen Front),
- durch die Fähigkeit, Menschen in sozialistischer Weise zu führen,
- durch hochentwickelte Organisationsfähigkeiten und -fertigkeiten,
- durch seine Vorbildwirkung. [16]

Es konnten Beziehungen zwischen Leitungsstil des Leiters und Leistungsfähigkeit von Kollektiven sowie zwischen Leitungsstil des Leiters und seinem Gesundheitszustand nachgewiesen werden (MARR [52]).

### *Der dynamische Stereotyp*

Am Beispiel des circadianen Rhythmus konnte gezeigt werden, daß sich die Körperfunktionen nach entsprechenden Taktgebern der Umwelt einstellen können. Beim sozialen Taktgeber hat das Bewußtsein des Menschen eine wesentliche Bedeutung, ein Fakt, der von vielen Chronobiologen nicht beachtet wird. Hierbei spielt das Prinzip des dynamischen Stereotyps (I. P. PAWLOW) eine Rolle. Darunter verstehen wir die in gleicher zeitlicher Anordnung wiederkehrende Aufeinanderfolge von Handlungen und Tätigkeiten bestimmten Inhalts. Ein derartiger dynamischer Stereotyp, der jedem effektiven Leitungs- oder Arbeitsstil, jedem Arbeits-, Sport- oder Gemeinschaftsrhythmus zugrunde liegt, kann bewußt, unter Nutzung biorhythmischer Körperfunktionen, vor allem solchen des Gehirns ausgebildet werden.

Dabei sind folgende Aspekte zu beachten:

- Je kontinuierlicher, je intensiver, je zielstrebiger und je variabler eine gewünschte Reaktionsweise oder ein Reaktionsablauf wiederholt wird, desto besser läßt sich der dynamische Stereotyp ausbilden.
- Für die Ausarbeitung eines dynamischen Stereotyps muß zunächst Energie zugeführt werden. Ist er ausgebildet, dann kann mit geringem Kräfteaufwand ein hoher Nutzeffekt erreicht werden.
- Eintönigkeit und Routine stören den dynamischen Stereotyp und können zum statischen Stereotyp führen. Hierdurch kann Monotonie und psychische Übersättigung herbeigeführt werden.
- Wenn der Start, d. h. die ersten Reaktionen des gesamten Ablaufs gut ist, dann laufen gewöhnlich alle folgenden Reaktionsweisen im dynamischen Stereotyp auch zügig ab, ohne weiterer Anstöße zu bedürfen.
- Die Unterbrechung eines dynamischen Stereotyps oder ein verpatzter Start lassen gewöhnlich negative Gefühle aufkommen und führen somit zur Leistungsminderung [16].

### *Grundregeln des russischen Physiologen* WEDINSKI *zur Erhöhung der Leistungsfähigkeit*

- Die Arbeit soll zu Beginn schrittweise gesteigert werden und erst nach und nach das Zenit der Höchstleistung erreichen.

— Jeder Arbeitsprozeß soll rhythmisch ablaufen.
— Bei jeder Arbeit ist Reihenfolge und System zu beachten.
— Zwischen verschiedenen Arbeiten und zwischen Arbeit und Erholung ist richtig zu wechseln (sinnvolles und inhaltsreiches Pausensystem).

*Chronopathologie und Chronotherapie*

Die Chronopathologie lenkt die Aufmerksamkeit auch auf die Pathogenese und Therapie des Krebses. Zum Beispiel stellte Berjoskin [53] (Moskau) fest, daß die Proliferationskinetik in dem Vormagenkarzinom von Mäusen einen 24-Stunden-Rhythmus unterliegt. Die Zellteilung wies um 10 Uhr den höchsten Wert des mitotischen Koeffizienten (20,6) und zwischen 22 und 1 Uhr den niedrigsten Wert (8,6) auf. Diesem 24-Stunden-Phasengang unterliegt auch das Epithel des Vormagens von gesunden Mäusen. Der durchschnittliche Koeffizient ist jedoch im Karzinom dreimal so hoch wie im normalen Vormagenepithel.

Die Injektion von 50 mg/kg Cyclophosphan um 5.00 Uhr schränkte das Wachstum der Geschwülste um 26,2% ein. Erfolgte die Injektion dieses Zytostatikums am Abend, dann war eine mitotische Hemmung nur zu 13,9% zu verzeichnen. Vom circadianen Rhythmus abhängige therapeutische Effekte konnten auch Halberg [54] durch Arabinosyl cytosin bei der L 1210 Leukämie von Mäusen erzielen.

Die Arbeiten, welche Zusammenhänge zwischen 24-Stunden-Phasengang und mitotischer Aktivität der Karzinomzellen sowie deren Beeinflussung durch circadian abhängig applizierte Zytostatika aufdecken, haben in den letzten Jahren sprunghaft zugenommen. Gleichfalls immer größerer Bedeutung wird der Chronotherapie, vor allem der Verabreichung von Medikamenten, von anderen therapeutischen Mitteln und von toxischen Stoffen in Abhängigkeit vom Phasengang des circadianen Rhythmus beigemessen.

Mayersbach [55] stellte bei der Verabreichung einer Dosis von 0,057 mg/kg Nikotin an Mäusen fest, daß die Mortalitätsrate 8% betrug, wenn er diesen Stoff morgens 8,00 Uhr applizierte. Erfolgte die Applikation abends zu Beginn der Dunkelheit, dann starben 80% der Tiere. Phenobarbital (140 mg/kg) zeigte bei der Applikation am Morgen nur eine geringe Mortalitätsrate, abends zu Beginn der Dunkelheit verabreicht starben alle Tiere an diesem Medikament.

Mayersbach führt diese Erscheinungen auf den circadianen Phasengang in der Leber.

Ähnliche Ergebnisse erzielten Halberg und Mitarbeiter, wenn sie Mäusen Endotoxine bzw. Röntgenstrahlen verabreichten. [56]

Bei der Applikation von 550 r gegen Mitternacht starben alle Tiere. Die gleiche Dosis gegen 16.00 Uhr verabreicht, ließ alle Tiere überleben.

In dem Schema der Abb. 12 haben wir die Wirkungsmaxima einiger Medikamente und Stoffe auf Grund von Literaturangaben zusammengestellt.

Diuretika wirken bei Herzkranken am stärksten gegen 5.00 Uhr und die Insulinwirkung hat bei Diabetikern gegen 4.00 Uhr den größten Effekt. Schlafmittel haben ihr Wirkungsmaximum von 22–5.00 Uhr. Die Erythembildung auf Histamineinfluß ist gegen 2.00 Uhr am stärksten, während Coli-Toxine und Äthylalkohol gegen 20.00 Uhr hocheffektiver sind.

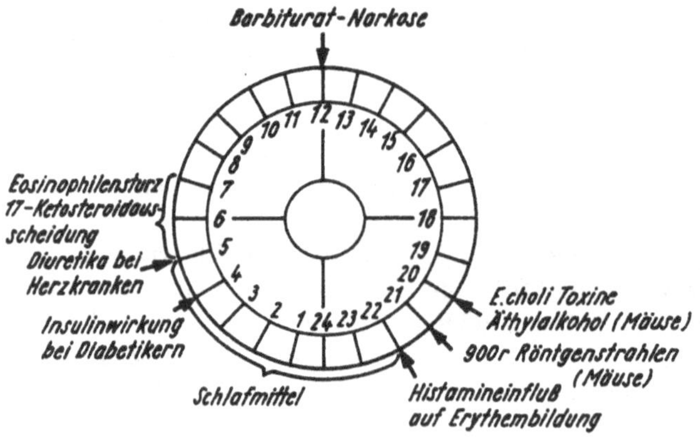


Abb. 12 Schematische Darstellung der Empfindlichkeitsmaxima des Organismus während einer 24-Stunden-Periodizität auf verschiedene chemische und physikalische Umweltfaktoren

Diese wenigen Beispiele zeigen, daß Erkenntnisse über die Abhängigkeit der Wirkung chemischer Stoffe vom circadianen für die Therapie aber auch für die Umwelttoxikologie neue Aspekte eröffnen.

Chronopathologische und chronotherapeutische Vorgänge äußern sich in anderen Frequenzbereichen des zeitgegliederten Organismus, z. B. auch von Periodizitäten im Minutenbereich. [23, 57–59] Diese Periodizitäten wurden bisher bei den viszeralen Funktionen, z. B. bei der Peristaltik des Intestinaltraktes, bei Blutdruck- und Durchblutungsverläufen, bei der Temperaturregulation, beim Sauerstoffverbrauch im Gewebe und bei der glykämischen Regulation nachgewiesen (Abb. 13).

Nachfolgend möchten wir einige Beispiele der Beeinflussung dieser Periodizitäten bedingt-reflektorischer Prozesse durch Stressfaktoren, motorisches Training und Pharmaka darlegen. So prüften wir z. B. diese periodischen Verläufe unter

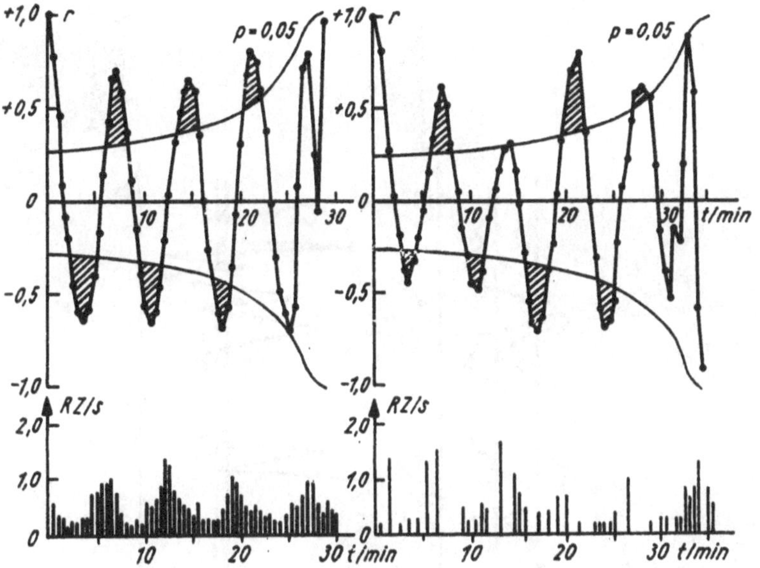


Abb. 13 Gemessene (unten) und autokorrelierte (oben) Werte der zerebralen Reaktionszeiten des lokomotorischen Abwehrreflexes bei regelmäßiger (links) und unregelmäßiger (rechts) Reizgabe im Frühstadium des bedingten Reflexes

dem Einfluß von chronischem Stress, und zwar nach 7-, 20- und 26wöchigem Hypokinese-Einfluß (intermittierte Bewegungseinschränkung). [60–61]

Es zeigte sich, daß 7 und 20 Wochen bestehender Hypokinese-Einfluß erhebliche Störungen der Periodizitäten nach sich zieht, welche in Veränderungen der Wellenlängen und des Kopplungsgrades der Synchronisation zum Ausdruck kommen. (Abb. 14)

Bei Tieren, die 26 Wochen unter Hypokinese-Einfluß standen, lassen sich dagegen Tendenzen zur Periodenbildung erkennen, die als eine beginnende Korrektur des gestörten zeitlichen Regulationsgefüges aufgefaßt werden könnte. Ob es sich hierbei um eine vorübergehende oder eine beständige Erscheinung handelt, können wir zur Zeit noch nicht sagen.

Die mittleren Blutdruckwerte zeigen im Laufe dieses chronischen Hypokinesezustandes einen kontinuierlichen Anstieg, der sich schließlich auf ein mittleres Niveau um 150 Torr einpegelt (Ausgangswerte x = 115 Torr).

Es ergab sich für uns die Frage, ob bestimmte Medikamente den gestörten Rhythmus wieder herstellen können. Zu diesem Zweck wendeten wir das von der VEB ISIS-Chemie entwickelte CH 100, das Diisopropylaminsalz der p-Chlorphenoxyessigsäure (Poppei [61]) an. (Abb. 15)

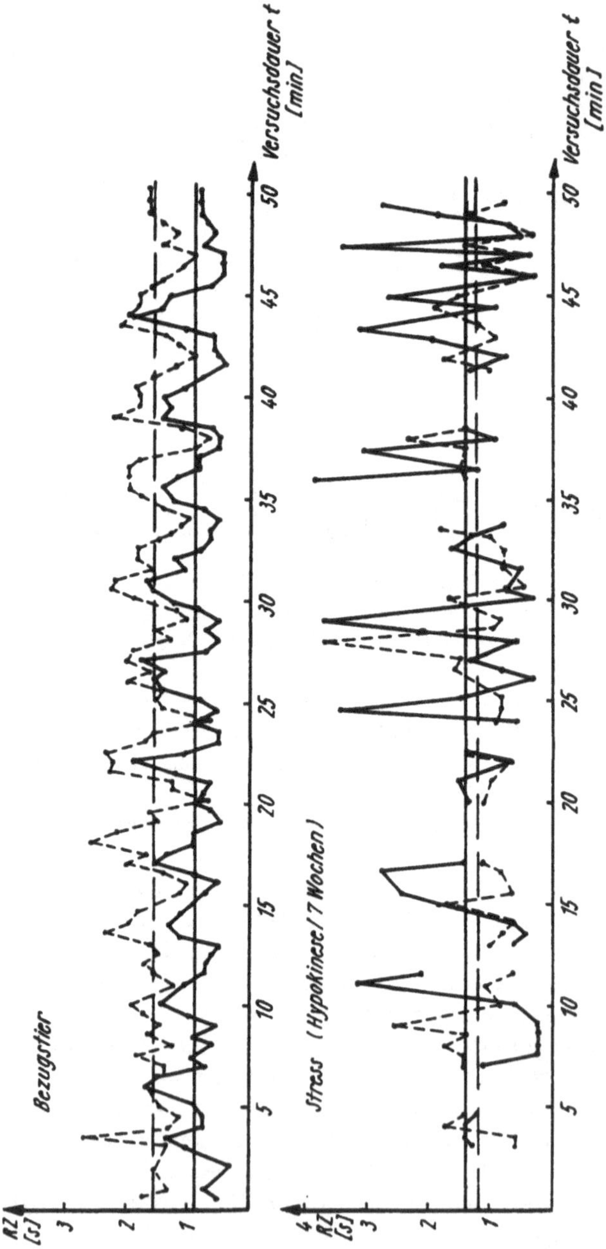

Bezugstier
Stress (Hypokinese / 7 Wochen)
RZ [s]
Versuchsdauer t [min]

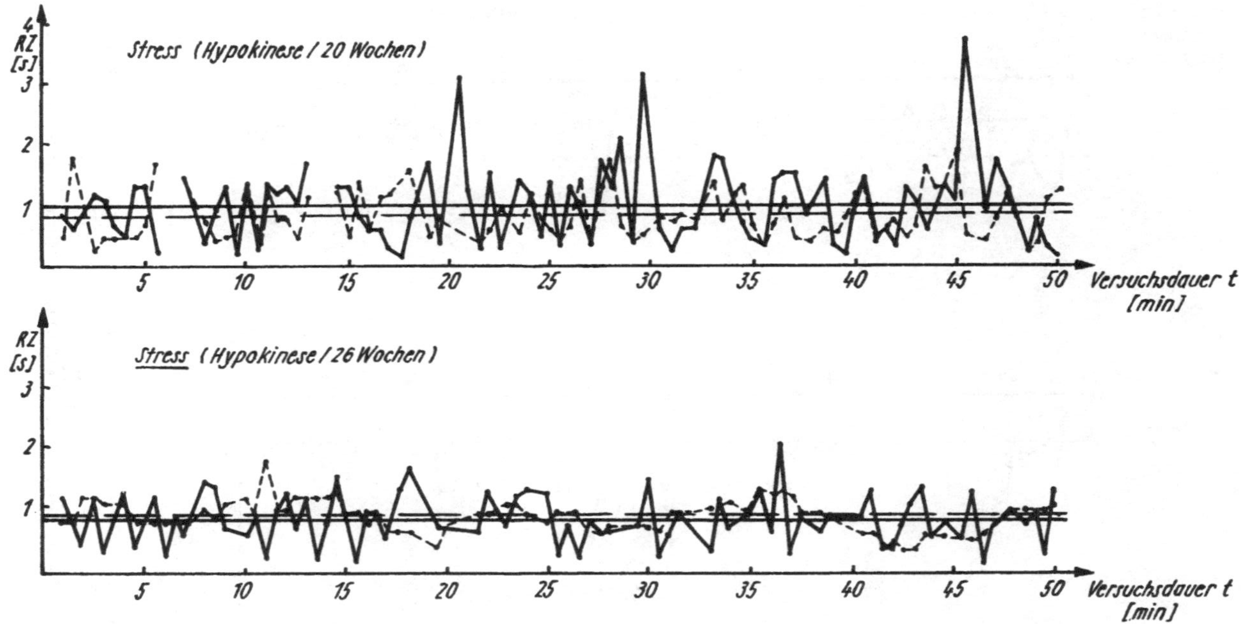


Abb. 14 Der Einfluß chronischen Hypokinesestresses auf die zyklischen Verläufe der zerebralen (durchzogen) und motorischen (gestrichelt) Reaktionszeiten des bedingten lokomotorischen Abwehrreflexes

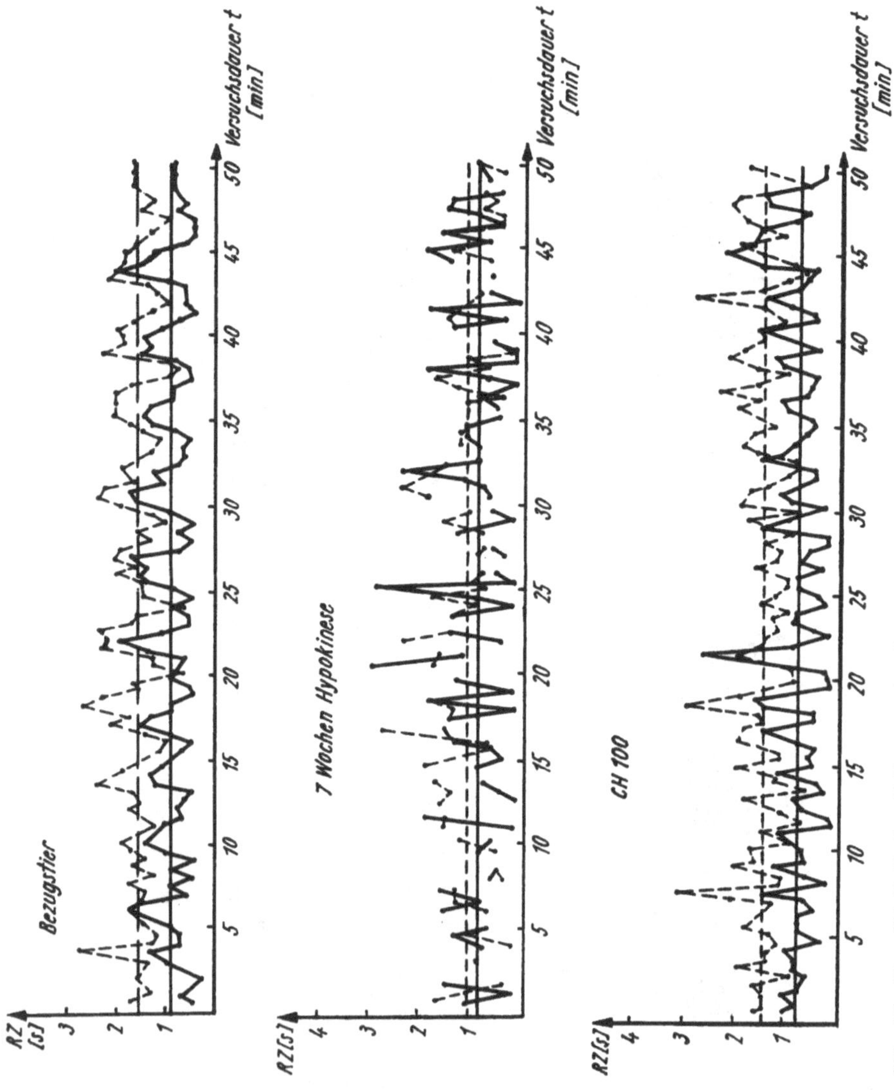


Abb. 15 Der Einfluß des Diisopropylaminsalzes der p-Chlorphenoxyessigsäure (CH 100 — VEB ISIS-Chemie) auf die durch 7wöchigen Einfluß von Hypokinese-Stress gestörten Periodizität der zerebralen (durchzogen) und motorischen (gestrichelt) Reaktionszeiten des bedingten lokomotorischen Abwehrreflexes

Es handelt sich hierbei um eine Substanz, die blutdrucksenkend wirkt. In einer Dosis von 25 mg/kg nach 7wöchigem Hypokinese-Einfluß angewendet, vermag es die Periodizitäten und in der Tendenz auch die Synchronisation wiederherzustellen.

Mit einer anderen Versuchsgruppe wurde geprüft, wie motorisches Training den stressenden Effekt einer chronisch applizierten schmerzbedingten Aversion beeinflussen kann.

Die periodischen Verläufe der bedingt-reflektorischen Prozesse sind nach 7 Wochen langem täglichen Einfluß von schmerzbedingter Aversion völlig aufgehoben [62]. Bei Tieren, denen täglich alternierend ein 3stündiges motorisches Training und die die schmerzbedingte Aversion verabreicht wurden, zeigten nach 7 Wochen noch einen synchronen periodischen Verlauf der bedingt-reflektorischen Prozesse. (Abb. 16)

Schließlich prüften wir, wie sich eine chronische Schädigung der linken Koronararterie auf die periodischen Verläufe bedingter-reflektorischer Prozesse auswirkte. Die Verletzung der Koronararterie erfolgte durch Tüpfelung dieses Blutgefäßes innerhalb des linken Herzohres mit alkoholischer Salzsäure (Kunde et al. [63]). Dieser Eingriff führte nicht zu dem erwarteten Herzinfarkt, sondern zu einem reperativen Vorgang an den Gefäßen, der morphometrisch nachgewiesen werden konnte. [64]

Wie aus diesen Kurven hervorgeht, bewirkte das am Herzen gesetzte Trauma zunächst eine völlige Auflösung der periodischen Verläufe, die sich 2 Wochen danach noch nachweisen läßt. Im Vergleich dazu sehen wir in der oberen Zeile die Kontrollen. (Abb. 17)

Bereits 4 Wochen nach dem operativen Eingriff wird eine Tendenz zur Normalisierung der periodischen Verläufe deutlich. 8 Wochen danach entsprechen die zeitlichen Regulationen wieder der Norm.

Demnach besteht zwischen den morphologischen und biorhythmischen Vorgängen eine Korrelation.

Die variablen Periodenlängen zeigen, daß hier beschriebene Periodizitäten im Minutenbereich nicht augenfällig exogenen Zeitgebern untergeordnet sind, sondern daß regulatorische Vorgänge eine dominierende Rolle spielen und somit ein Prinzip vorliegt, das die Aufrechterhaltung des dynamischen Gleichgewichtes zwischen Organismus und Umwelt gewährleistet.

In früheren Untersuchungen unseres Laboratoriums [65—66] konnten wir nachweisen, daß eine Erhöhung der Frequenz der Periodizitäten im Minutenbereich mit einem niedrigen Korrelationskoeffizienten, als Maß der Kopplung, der in die Untersuchung einbezogenen periodischen Vorgänge einhergeht und daß die Desynchronisation periodischer Prozesse ein sehr empfindliches Kriterium für den chronischen Stresseinfluß, d. h. für die Entwicklung einer experimentellen Neurose darstellen. Der Grad der Kopplung zyklischer Verläufe des Organismus scheint unseren Ergebnissen zufolge dafür maßgeblich zu sein, ob eine exogene Belastung Adaptationsprozesse oder Maladaptationsprozesse bzw. sanogenetische oder pathogenetische Prozesse anregt.

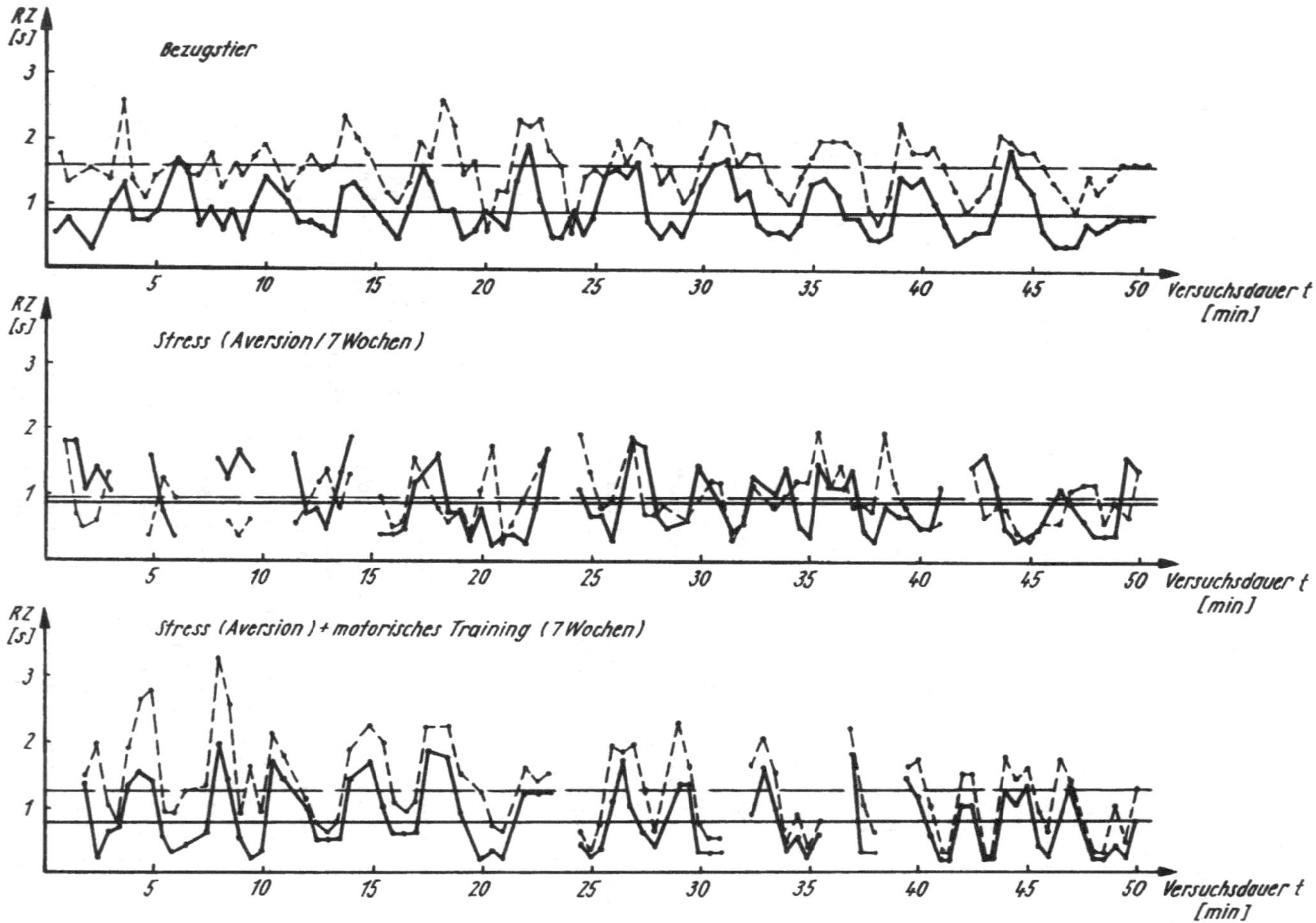


Abb. 16 Der chronische Einfluß von Aversionsstress sowie in Kombination von Aversionsstress und motorischem Training auf die zyklischen Verläufe der zerebralen (durchzogen) und motorischen (gestrichelt) Reaktionszeiten des bedingten lokomotorischen Abwehrreflexes

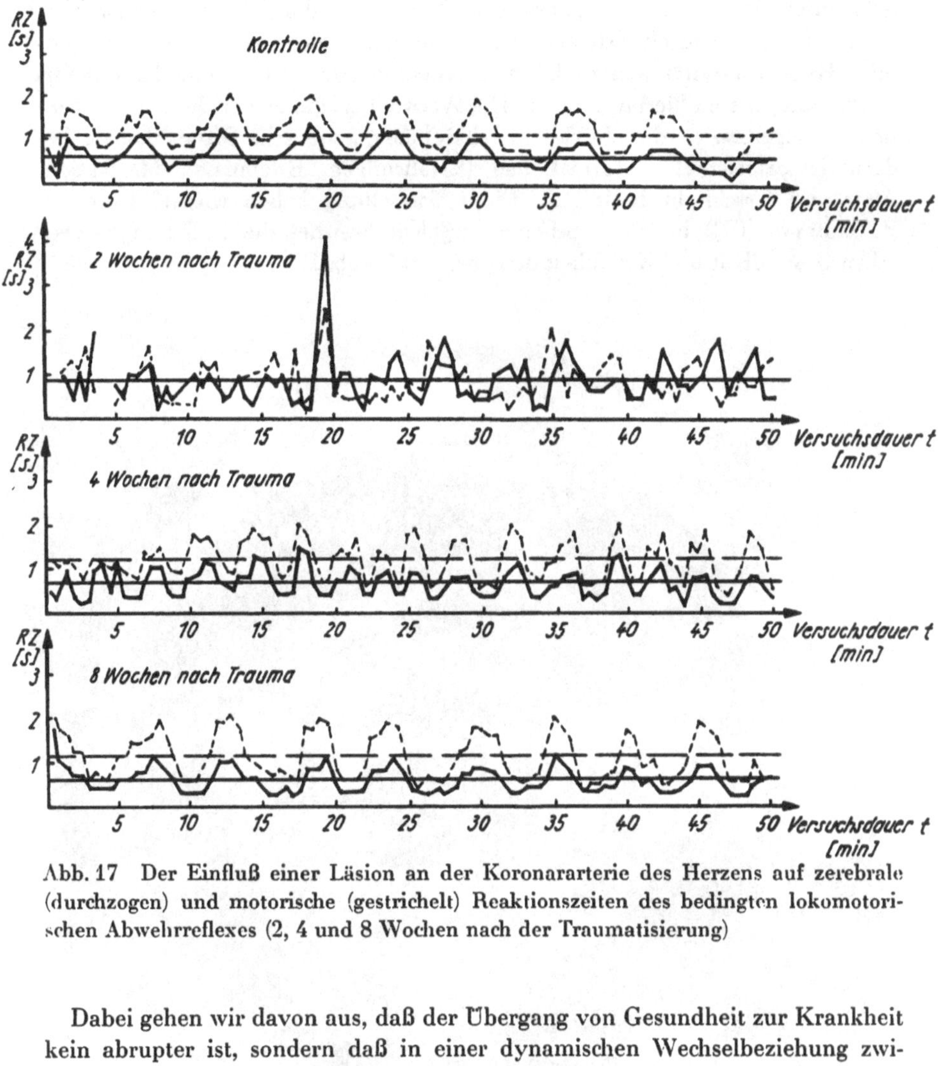


Abb. 17 Der Einfluß einer Läsion an der Koronararterie des Herzens auf zerebrale (durchzogen) und motorische (gestrichelt) Reaktionszeiten des bedingten lokomotorischen Abwehrreflexes (2, 4 und 8 Wochen nach der Traumatisierung)

Dabei gehen wir davon aus, daß der Übergang von Gesundheit zur Krankheit kein abrupter ist, sondern daß in einer dynamischen Wechselbeziehung zwischen Sanogenese und Pathogenese fließende Übergänge bestehen. Hierbei sind für die primäre Prävention die prämorbide Phase und das Frühstadium der Erkrankung von ganz besonderer Bedeutung. In diesen Phasen stehen mit unterschiedlichem Gewicht sanogenetische und pathogenetische Mechanismen in einem „ständigen Kampf". Erhalten die sanogenetischen Prozesse z. B. durch prophylaktische Maßnahmen das Übergewicht, dann wird die Optimierung der

Adaptation des Organismus angestrebt. Dominieren die pathogenetischen Vorgänge, dann entwickelt sich eine Maladaptation, welche sich in einer Hyper- oder Hyporeaktivität äußern kann. Reversible oder irreversible Krankheitserscheinungen sind hierbei möglich. Die Wechselbeziehung zwischen Sanogenese und Pathogenese werden durch Umwelteinflüsse, genetische Disposition im Gedächtnis gespeicherte Informationen (Erfahrungen, Erlebnisse), Motivation, Alter und Geschlecht beeinflußt. Diese Vorstellung haben wir (K. Hecht u. R. Baumann [67]) in einem Schema dargelegt, welches die Beziehungen zwischen Gesundheit und Krankheit demonstriert. (Abb. 18)

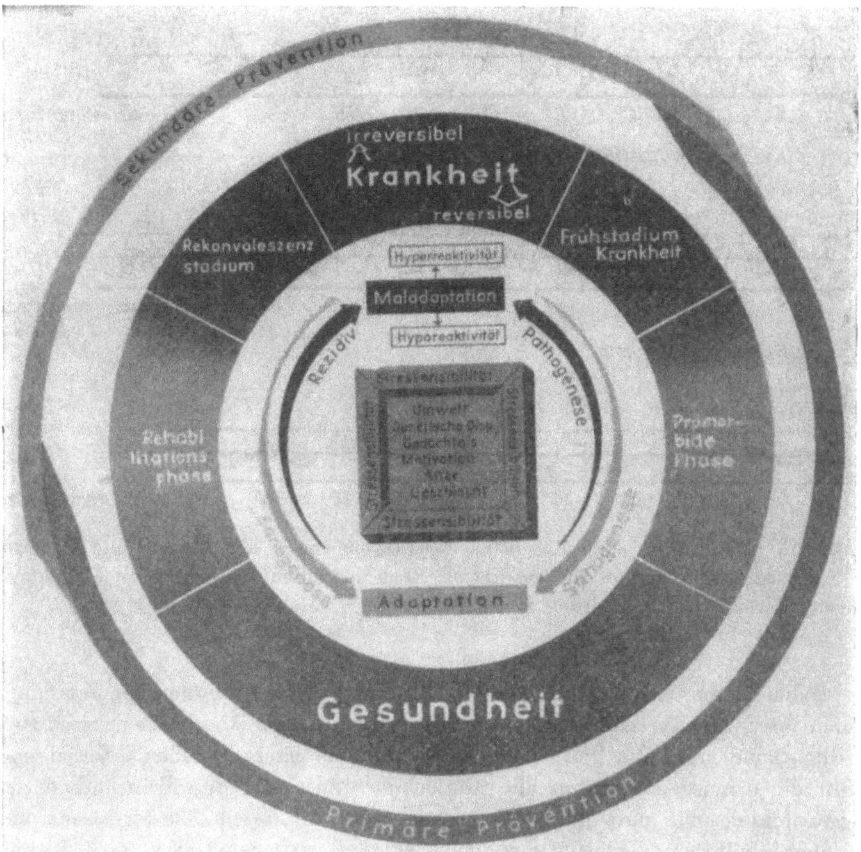


Abb. 18 Schema der dialektischen Beziehungen von Gesundheit und Krankheit (nach K. Hecht und R. Baumann)

Unter Bezugnahme auf dieses Schema lassen sich anhand des Kopplungsgrades verschiedener zyklischer Körperfunktionen und anhand ihrer Frequenzvariabilität, Zuordnungen zu den einzelnen Phasen der Gesundheits-Krankheitsdynamik ermöglichen. Um derartige exakte Klassifikationen vornehmen zu können, bedarf es zunächst noch umfangreicher und tiefgründiger Untersuchungen über die detaillierten Mechanismen der zyklischen Körperfunktionen.

Wir möchten unsere Darlegungen zur Chronobiologie und Chronomedizin mit der Feststellung abschließen, daß auch in der Medizin, Biologie und in der Umweltforschung die Erkenntnis gilt: Raum und Zeit sind grundlegende Existenzformen der Materie. Die Beachtung der räumlich-zeitlichen Prozesse, wie sie uns die zyklischen Verläufe der Körperfunktionen bieten, dürften für die Weiterentwicklung der medizinischen, biologischen und Umweltforschung von außergewöhnlicher Bedeutung sein.

*Literatur*


[1] Lenin, W. I.: Materialismus und Empirokritizismus. S. 180. Moskau 1947.
[2] Rüdiger, W.: Probleme der Physiologie des Gehirns. Berlin 1967.
[3] Pawlow, I. P.: Werke, Bd. 4. S. 186, Berlin 1953.
[4] Rubinstein, S. L.: Grundlagen der allgemeinen Psychologie. Berlin 1962, S. 335.
[5] Denny-Brown, D.: North Caroline Med. J. 17, 295, 1956.
[6] Pawlow, I. P.: Werke, Bd. 4. S. 33.
[7] Pawlow, I. P.: Werke, Bd. 4. S. 180 Berlin 1953.
[8] Pawlow, I. P.: In Pawlowsche Mittwochskolloquien Bd. II, S. 439, Berlin 1956.
[9] Symp. on rhythmic functions in the living system. New York sci 1962.
[10] Symp. on Night magnetic fields, section on Biological effects of magnetion. Massachusetts Institut of Technology Nov. 1961.
[11] Tepley, I. F.: Geophys. Res. 66; 11, 1961.
[12] Eggles, J. C.: The physiologie of Synapses. Springer, Berlin 1964.
[13] Lenin, W. I.: Werke, Bd. 14, 175, 1973.
[14] Rubinstein, S. L.: Grundlagen der allgemeinen Psychologie. Berlin 1962, S. 321.
[15] Marx, K.: Aus den Vorarbeiten „Die heilige Familie".
[16] Hecht, K.: Der Mensch neben Dir. Leipzig, Jena, Berlin. 3. neubearbeitete Auflage (1972) S. 108.
[17] Hecht, K.: Gesundheit und Menschenführung. Leipzig, Jena, Berlin (1969) S. 123.
[18] Aschoff, J.: Nova Acta Leopoldina 21, 147—177 (1959).
[19] Morse, D. E., R. D. Mosteller und C. Yanofsky: Cold Spring Harb. Symp. Rant. Biol. 34, 725 (1969).
[20] Biologische Rhythmen und Regulation, Jena 1973, S. 64).
[21] Hess, B., und A. Baitenk: Ann. Rev. Biochem. 40.

[22] Abey, W. R.: In: The Neurose Neurosciences. Rockefeller University Press New York (1967).
[23] Hecht, K., und M. Peschel: Acta biol. med. germ. 13, 504 (1064).
[24] Hecht, K., K. Treptow, S. Choinowski und M. Peschel: Die raum-zeitliche Organisation der Reiz-Reaktions-Beziehungen bedingt-reflektorischer Prozesse. Jena 1972.
[25] Göllnitz, G., und G. Schulz-Wulf: Rhythmisch-psychomotorische Musiktherapie, Jena 1975.
[26] Bateson, F. T., und B. G. Celler: Nature 238, 279 (1972).
[27] Bonvalet, M., P. Dell und G. Hiebels: EEG, and clin. Neurophysiologie 6. 261. (1958).
[28] Goody, W., und M. Reinhold: Brain, 77, 416, 1954.
[29] Goddy, W.: Lancet 7031, 1139 (1958).
[30] Setschenow, I. M.: Ausgewählte Werke Bd. 1, Moskau 1952, S. 403 (russ.).
[31] Elkin, D. G.: Die Zeitwahrnehmung. Moskau 1962, S. 212 (russ.).
[32] Aschoff, J.: Ärztl. Praxis 18, 1569 u. 1593 (1966).
[33] Halberg, F.: Ztschr. Vitamin-, Hormon- und Fermentforschung 10, 225, 1959.
[34] Halberg, E.: Temporal Coordination of Physiologic Functions. In: Biological Clocks. Quant. Bio. 25 11 (1960).
[35] v. Hellbrügge, J. Lange und J. Rutenfranz und K. Stehr: Fortsch. Med. 81, 19—26, 1963.
[36] Hellbrügge, Th., J. Pechstein, R. Ullner und K. Reindl: Fortschritte der Medizin 85, 289—295 (1967).
[37] Anonsen, A.: Shift Work and Health. Oslo: Norwegian Monographs on Medical Science 1964.
[38] Taylor, P. I., S. J. Pocok and R. Sergean: Brit. J. of Ind. Med. 29, 208—213, 1972.
[39] Thiels-Evensen, E.: Skiftarbeid og helse. Portsgrund. Norge. Eidanger Salpeterfabriker 1949.
[40] Wyatt, S., and R. Marriott: J. Ind. Med. 10, 164—172 (1953).
[41] Andlauer, F.: The effect of shift working on the workers health. European Produktivity Agency. T. U. Information Bulletin 29. 1960.
[42] Ensing, H.: T. Soc. Geneesk. 47, 6 78—86, 1969.
[43] Graf, O., R. Pietkin, J. Rutenfranz und E. Ulich: Forschungsberichte d. Wirtschafts- und Verkehrsministeriums Nordrhein-Westfalen 530, 1—51 (1958).
[44] Loskant, H.: Proc. XII. Internat. Cong. Occup. Health 1957.
[45] Anderson, J. E.: Treskiftsarbegde — A Sociomedical study. Copenhagen. Socialforskiningsinstitut 1970.
[46] Bolinder, E., and B. Ohlström: Stress pa Svenska arbetsplaster. Stockholm. Prisma 1971.
[47] K. Treptow, K. Hecht, M. Poppei, T. Hecht und S. Choinowski: Effekte experimentelle Änderungen des 24-Stunden-Rhythmus auf die zerebro-viszerale Blutdruckregulation, in: Abh. der AdWd. DDR. Symposium über Probleme der kardio-vaskulären Regulation, Berlin 1975.

[48] CHADWICK-JONES, J.: Brit. J. Ind. Relations 5, 237—243, 1967.

[49] MOTT, P. E., F. C. MANN, R. MCLOUGHLIN and D. P. WARWICK: Shift work — The social, psychological consequenses. Michigan: University of Michigan Press 1965.

[50] HELLBRÜGGE, TH.: In: Leopoldina-Symposium über Chronobiologie: Die Zeit und das Leben. Halle 1975.

[51] HALBERG, F.: In: Leopoldina-Symposium über Chronobiologie: Die Zeit und das Leben. Halle 1975.

[52] MARR, H.: Zu Problemen des Leitungs- und Lebensstils sozialistischer Leiter. Lehrmaterial-Schriftenreihe der zentralen Betriebsakademie beim Büro des Ministerrates Nr. 16. S. 16 ff. 1966.

[53] BERJOSKIN, M. V.: In: Leopoldina-Symposium über Chronobiologie: Die Zeit und das Leben. Halle 1975.

[54] HALBERG, F.: Monatsk. ärztl. Fortb. 14, 67, 1964.

[55] v. MAYERSBACH, H.: Die Circadianrhythmik, eine entscheidende Dimension der experimentellen Medizin. Internat. Kongreß über „Rhythmische Funktionen in biologischen Systemen. Wien 1975.

[56] HAUS, E., F. HALBERG, J. F. W. KÜHL und D. I. LAKATNA: Chronopharmacology in Animals, in: Chronobiolog. Aspects of Endocrinology Symposium Medica Hoechst 9, Stuttgart—New York 1974.

[57] HECHT, K., T. SCHLEGEL, M. PESCHEL, K. TREPTOW, M. POPPEI, T. HECHT, S. CHOINOWSKI, D. KUNDE und R. MEYER: In: Leopoldina-Symposium über Chronologie: Die Zeit und das Leben. Halle 1975.

[58] HECHT, K., und M. PESCHEL: Acta biol. med. germ. 14, 511, 1965.

[59] SINZ, R., und J. STEBEL: Acta biol. med. germ. 24, 917 (1970).

[60] HECHT, K., T. SCHLEGEL, M. POPPEI, T. HECHT und K. TREPTOW: In: 2nd. International Congress of C. I. A. N. S. Prag 1975.

[61] POPPEI, M., K. HECHT, T. SCHLEGEL und H. FRÖMMEL: In: Leopoldina Synposium über Chronobiologie: Die Zeit und das Leben. Halle 1975.

[62] HECHT, T., K. HECHT, T. SCHLEGEL, M. POPPEI und K. TREPTOW: In: Leopoldina-Symposium über Chronobiologie: Die Zeit und das Leben. Halle 1975.

[63] KUNDE, D., H. BRASELMANN, R. MEYER, J. KURZ, J. GÖTZE, K. SOJKIEWICZ, H. GUSKI, K. WENZELIDES und F. BUNTROCK: Wiss. Zeitschr. der Humboldt-Universität zu Berlin. Math.-Naturwiss. Reihe 33. 51 (1974).

[64] HECHT, K., S. CHOINOWSKI, D. KUNDE, R. MEYER, V. MORITZ, T. SCHLEGEL, K. WENZELIDES und J. GÖTZE: Acta biol. med. germ. 35 (1976) 559.

[65] SCHLEGEL, T., und K. HECHT: Arbeitstagung Chronobiologie 76, Halle 1976.

[66] SCHLEGEL, T., und K. HECHT: Acta biol. med. germ. 36, 1976 (in Druck).

[67] HECHT, K., und R. BAUMANN: 1. Intermosg-Symposium über experimentelle Neurose Berlin 1975.

MIX
Papier | Fördert
gute Waldnutzung
FSC® C083411

Zeitfracht Medien GmbH
Ferdinand-Jühlke-Straße 7
99095 Erfurt, Deutschland
produktsicherheit@kolibri360.de